《刘敏如女科承传医文集选》

编委会

曾　倩　游向前　谢克蓉　蒙　宇　赖志刚　蔡　通

蔡晓梅　谭万信　黎嘉莉　潘力弛　潘学才　魏绍斌

工作助理：（按姓氏笔画排序）

吕　蓉　刘雅馨　杨　丽　佘少东　张　静　张瑞静

罗　天　涂晓颖　蒋　勇

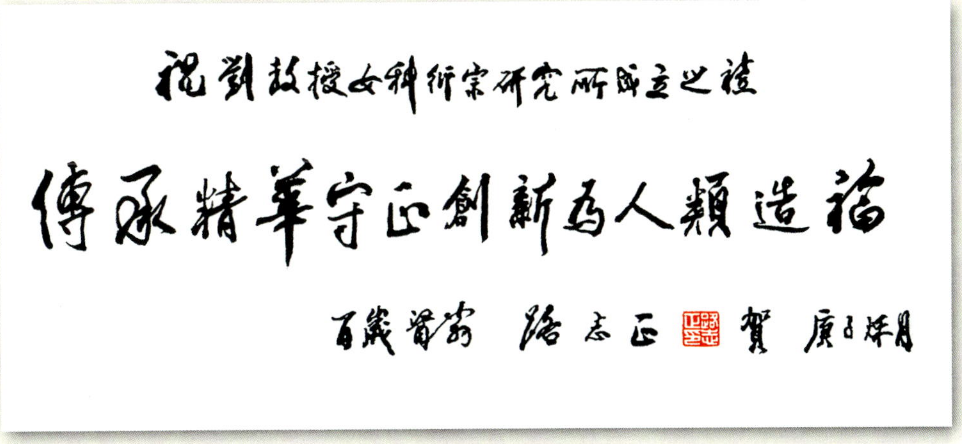

国医大师路志正题字

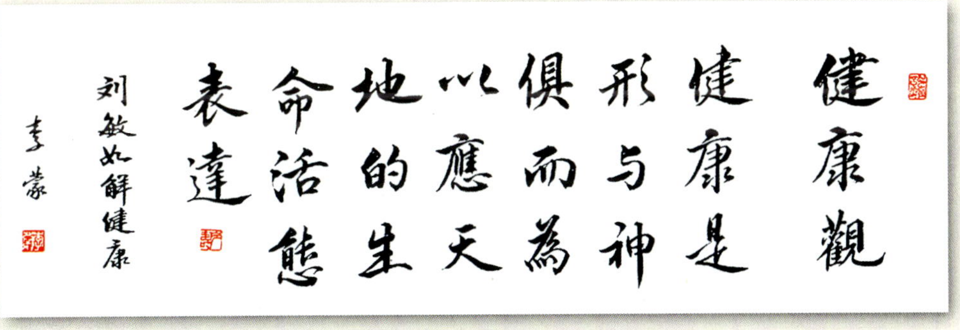

中国人民政治协商会议第十届全国委员会副主席、中国农工民主党中央原常务副主席李蒙题字

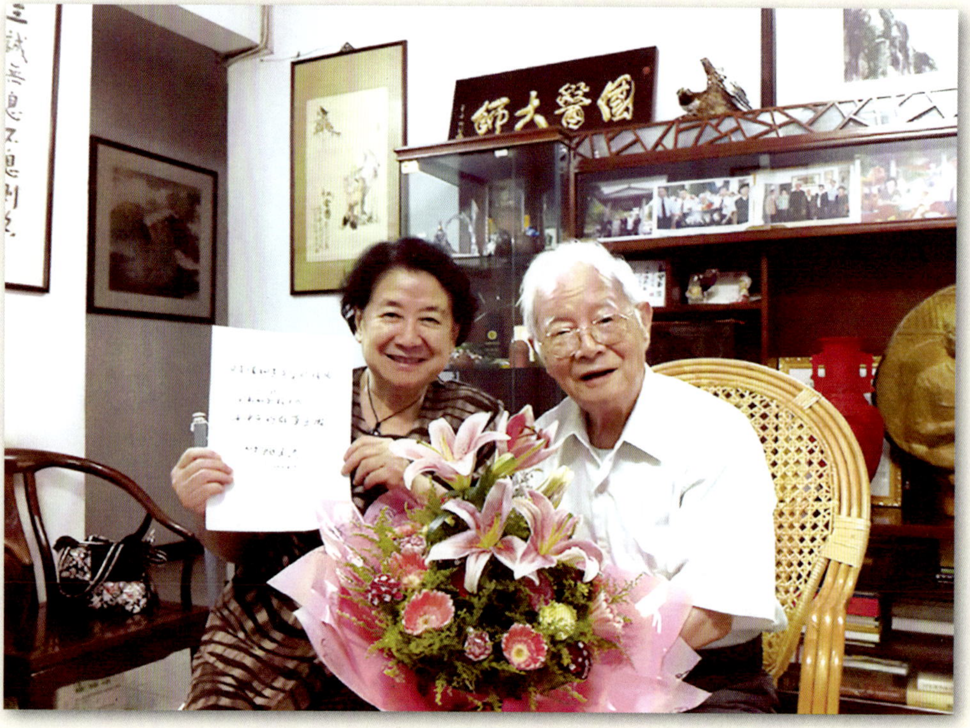

2012 年刘敏如教授与国医大师邓铁涛合影

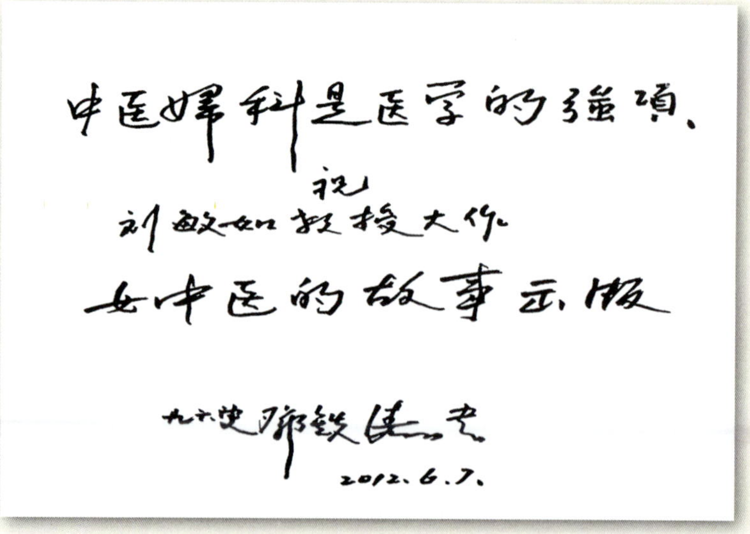

国医大师
邓铁涛题字

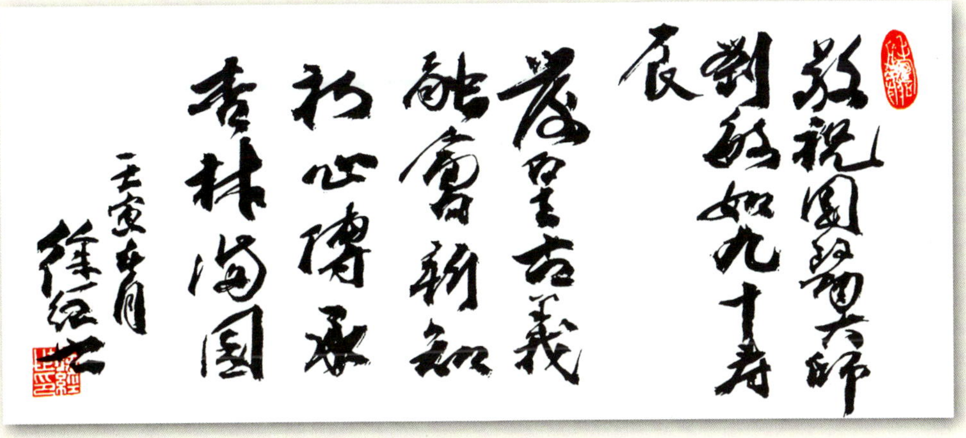

国医大师徐经世题字

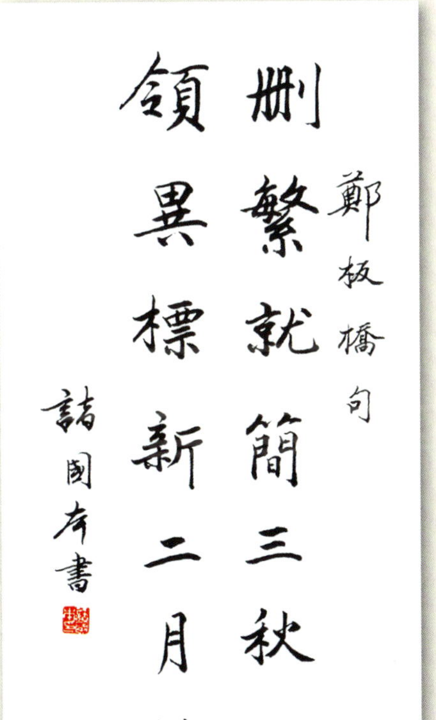

国家中医药管理局原副局长诸国本题字

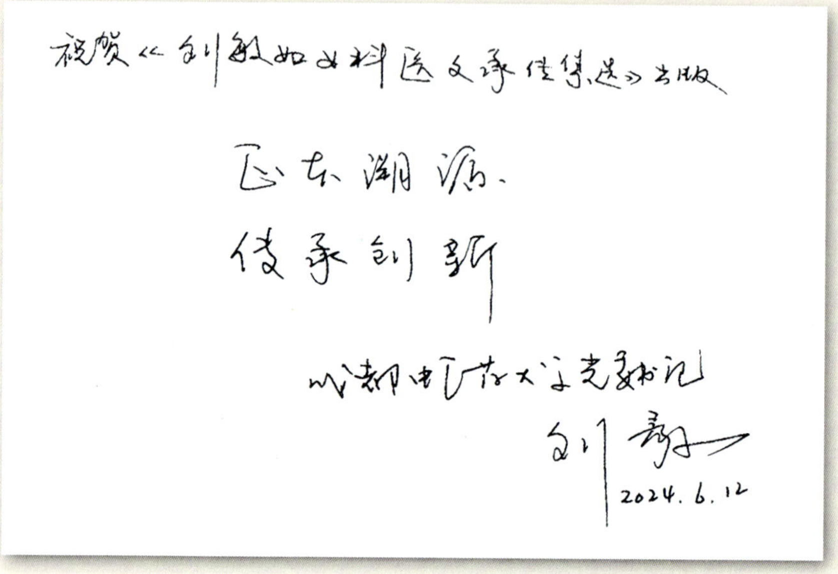

成都中医药大学党委书记刘毅题字

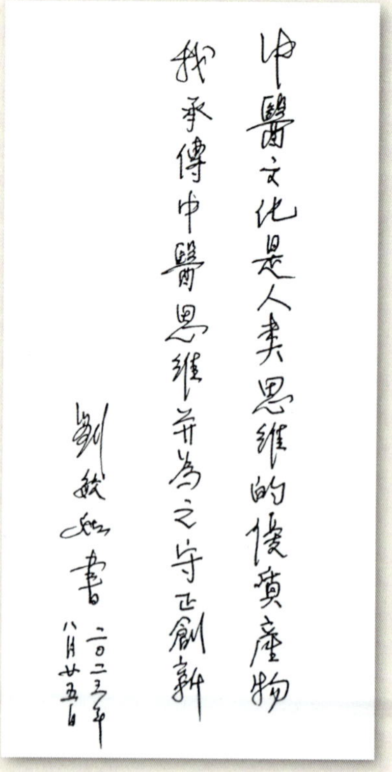

国医大师、成都中医药大学终身教授刘敏如书

刘敏如（1933—），女，四川成都人，中国共产党党员、中国农工民主党成员。成都中医药大学终身教授、博士生导师、主任医师。曾任第八、九届全国政协委员，全国妇联常委，中国农工民主党第十一届中央常务委员会委员；中国中医科学院学部委员、中华中医药学会终身理事、中华中医药学会中医妇科专业委员会荣誉主任委员、中国针灸学会妇科生殖专业委员会名誉主任委员、世界中医药学会联合会养生专业委员会终身名誉会长、国家药品监督管理局药品评审中心古代经典名方中药复方制剂专家审评委员会委员、全国老中医药专家学术经验继承工作指导老师，澳门特别行政区卫生局中医药顾问、澳门中国中医药文化研究促进会首席专家、澳门中华中医药学会荣誉会长。获全国中医药杰出贡献奖、中华中医药学会成就奖、四川省科学技术协会颁发的“优秀科技工作者”称号，享受国务院政府特殊津贴。2014 年被授予第二届“国医大师”称号。

刘敏如专攻中医妇科学，提出了“脑 - 肾 - 天癸 - 冲任 - 胞宫”是调整生殖周期的轴心及“脏腑、经络、气血、胞宫是调节生殖周期的生理基础”的理论。多年来进行妇产科同一病种的中西医对应研究，提出女阴白色病变证（外阴营养不良改变）、经水早断诸证（卵巢早衰）、胞中脂膜壅塞诸证（多囊卵巢综合征）等中医病名。她提出的妇科十大证，体现了中医病证结合、“同病异治，异病同治”法

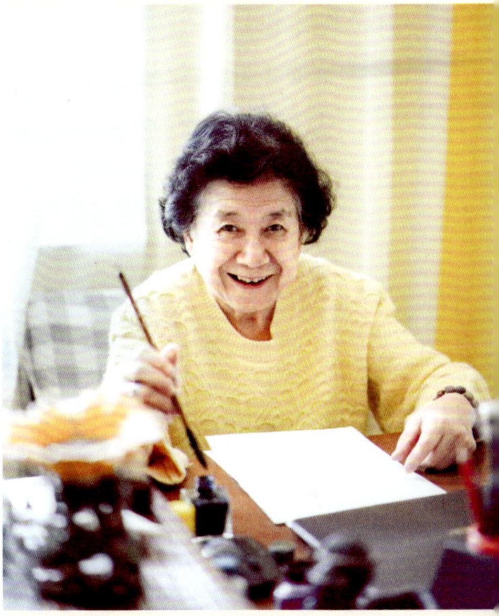

总策划

刘敏如

《刘敏如女科承传医文集选》

则。她以“肾气为根，保阴为本”的中医妇科临床观点，对痛经、崩漏、不孕症、妇科郁症、妇科肿瘤等疑难病的中医机理和临床论治进行研究，且颇具心得。发表论文30余篇，主编高等院校妇科教材和专著17部。

一、 学医之路

刘敏如出生于四川成都一书香世家，自幼受到系统的基础教育及医学专业教育，1951年考入华西大学医学院（现四川大学华西医学中心）西南委托班专科，开了医学之蒙。经过3年的学习，毕业后被分配到云南省干部疗养院（现云南省保健康复中心）从事医疗保健工作，任医务组组长，其间在云南大学医学院进修营养学和西医内科学。工作3年后，响应国家“青年向科学进军”的号召，刘敏如被单位推荐考入成都中医学院（现成都中医药大学）医学系，从此开始了她的中医之路。经过6年的本科学习，她作为首届毕业生以优异的成绩于1962年毕业并留校任教。

刘敏如受卓雨农、王渭川、唐伯渊等中医名家师传，将学校教育和师承教育相结合，经实践锻炼，一路走来，奠定了扎实的知识基础，使她成为中医界难得的医、教、研、管复合型人才，是当代中医女科承上启下的代表人物。

二、 成才之道

刘敏如教授本着宗古为发展、继承为创新、临床是根本的原则，在中医医、教、研、管等方面耕耘 70 余年，在工作中锻炼，在锻炼中树才。刘敏如教授说：“事业的成功不仅靠个人奋斗，也是很多因素助力而自然获得的。”所谓“自然”，是指她个人的勤奋、知识的积累，当然也离不开外力因素。她从小接受普及教育和专业教育，是她获得成功的重要因素。她忘不了她的小学——拥有百年历史的成都市实验小学的校训“堂堂正正做人，勤勤恳恳做事”，这是她终身践行的准则，也是使她成为一名尽职尽责的医生、宽严有度的教师的指引。

（一）悟开智，勤思维

提升悟性是刘敏如教授最为强调的人生素质训练，她说悟性是人生成功的要素。人的悟性虽与先天有关，但后天熏陶亦是关键，可从文化沉淀、社会磨炼中提升悟性，如此方能开智。她不仅十分注重自己的脑力训练，更是在中医传承工作及教学中重视弟子、学生的悟性培养与锻炼。如今 92 岁的她仍保持着悟性常新，思维灵敏。

（二）挖根源，创新说

刘敏如教授的中医科研观：研究中医不离本。“本”就是中医原创理论，发现问题必须正本清考，以本为根，否则就是空中楼阁。她不时告诫学生，在学术上要认真思维，注意发现问题。一经思考后发现了问题，就需研究、解决问题。例如发现了中医妇科在理论方面的明显缺如，就不能采取简单的“沿袭旧说”或“回避不谈”的态度，应在系统整理的基础上，通过溯源、去伪存真，进行拓展、提炼、升华，形成新的假说、推理、论点，然后通过临床或研究进行论证，最终得到学术界的认同，取得进展、突破、创新。她说：“任何事物都是在传承中求发展，生物的存在都是在传承中生存，何况人类。中医文化的传承路径就是学习中医精华，传递临床思维，提升理论水平、临床疗效。传活、传实、传精、传深，代代相传，代代坚守，做好中医传承人。”

（三）学到老，做到老

刘敏如教授学到老，做到老，老而不老；学术创新，从不保守；新生事物，从不拒绝；年逾九十，依然满腔热血。她为毕生从事的中医妇科事业投入了巨大精力，习医、行医、科研、任教、行政管理70余年。她说："学习是终身积累的过程，不管是否有名，不管处于何种职位，都要虚心学习。怎么认识的疾病，怎么带学生，怎么搞科研，怎么坚持学习，怎么面对病人，理论实践相结合，时常革新，持续学习。"这正是刘敏如对她自己提出的"形与神俱而为，以应天地的生命活态表达"健康观的最好诠释。

（四）重实践，下基层

刘敏如教授还在读大学时，就经常下基层实践和锻炼。当时正值解放初期，农村地区产妇分娩大多靠产婆，破伤风、产后出血等发病率高。在医学院学习西医的刘敏如，假期时就随着老师下乡宣传、培训新法接生。乡村医生也具有很多实践经验，刘敏如教授跟随他们到缺医少药的乡村去服务，得到了不一样的见识。刘敏如教授常说："不能只到条件好的地方去为病人服务，条件不好的地方更需要医生。"她坚持面向基层，数十年如一日。如今已是92岁高龄的她，仍坚持带领弟子下基层，先后走进四川遂宁及绵阳北川、乐山沐川、德阳罗江、阿坝、广元，宁夏银川，安徽亳州，陕西延安，广东肇庆、珠海横琴等地，通过义诊、查房、讲座、业务指导及学术交流等多种方式传经布道，深入基层、了解基层，助力基层中医的业务发展，受到当地群众的好评。同时也受邀赴海外参加中医学术研讨会，传播中医文化。她经常说："我们要自豪地向国际宣扬，只有我国有两种主流医学——中医和西医，共同发展，为人民健康服务，这就是中国卫生事业的特色！"她曾前往西雅图、洛杉矶、都灵、伦敦、巴黎、墨尔本等城市，以及意大利、马来西亚、泰国等国家参加国际学术活动，进行中医学术交流，起到了传播中医文化的作用。

三、 学术之精

刘敏如教授对中医妇科基础理论及疾病学等方面进行了系统梳理、规范、创新与补遗性研究，力倡中医学发展须在继承传统经典理论的基础上，注重创新与再发展，致力于中医妇科学学术发展的同时，为临床实践的开展提供有力的理论支撑。例如，她首先概括了中医的健康观（健康是形与神俱而为，以应天地的生命活态表达），并据此做了多项研究，如围绕女性生理期的健康维护等。又如，她系统整理了经、带、胎、产、乳等中医生理观，提出了“月经周期调节机理中医观”，进一步阐述了中医生殖理论，概括为“脏腑、经络、气血是调节女性生殖周期的生理基础，脑－肾－天癸－冲任－胞宫是生殖调节轴心”，丰富了中医妇科生殖轴的基本理论。据此，她对中医妇科尚未涉及的证、病进行了梳理和重新认识，归纳为妇科十四证，包括血证、痛证、带证、癥瘕、热证、呕吐证、汗证、痒证、郁证、乳证、疡证、抽搐证、急证；对西医妇科提出而中医妇科尚未涉及的一些新病种及疑难病，从病名至理、法、方、药进行了对应性研究，如盆腔疼痛诸证、经水早断诸证（西医称卵巢早衰）、胞中脂膜壅塞诸证（西医称多囊卵巢综合征）、女性骨疏诸证、女阴白色病变证等，补充了中医妇科疾病学病种的缺失。

（一）深入研究中医生殖理论

1. 脏腑、经络、气血是女性生殖周期的生理基础，脑－肾－天癸－胞宫是女性生殖周期调节的轴心

刘敏如教授根据古今人们对天癸的认识及“脑为元神之府”和“肾藏

精，精生髓，脑为髓海，肾与脑相通”的原创理论，在其《中医天癸古今论》一文中进一步提出了“脑－肾－天癸－冲任－胞宫”是女性生殖周期调节的轴心，阐述了脑与肾的关系，指出肾主生殖的功能是由天癸来表达的。“脏腑、经络、气血作用于胞宫是产生月经的生理基础”，由此发展了中医生殖学的相关理论，丰富了中医妇科学女性生殖轴的内涵。她建议界定胞宫为女性特有的内生殖器官，而子宫即是当今解剖上所称的子宫，得到了教材采纳。

2. 阐释月经周期调节的中医模式

既往中医妇科教材论“月经周期”只提及月经产生的机理，而未涉及月经周期的调节机制。刘敏如教授带领其研究生开展了“月经周期气血变化”“月经失调患者气血变化”和“补肾填精促卵泡发育与排卵”等临床实验研究，初步验证“月经周期是阴阳消长、气血变化节律的体现 ”。“月经周期气血变化呈月节律”“月波动的现象”等研究内容的客观存在，深化了对月经失调病机的认识，在此基础上形成的中药周期疗法，广泛应用于月经不调、崩漏、闭经、月经前后诸证等患者，颇具疗效；为中医“月亏勿泻”“月满勿补”之说提供了初步的客观依据，也为研究月经周期调节机理提供了佐证资料。刘敏如教授提出“月经周期的形成是‘应月’”“月经周期源于先天”等理论，深入探讨了月经的周期节律。她认为，月经周期是女性生殖生理过程中阴阳消长、气血变化节律的体现。在月经的产生过程中，随着阴阳的消长、气血的盈亏变化而有月经期、经后期、经间期、经前期的生理节律，从而构成了月经周期。

月经周期中，脏腑、经络、气血是调节女性生殖周期的生理基础，脑－肾－天癸－冲任－胞宫是生殖调节轴心。它们由脑、肾主宰，天癸表达，与自然界相应，形成生殖周期，表现为月经周期的 4 个阶段。这 4 个阶段的连续与再现形成了月经周期节律，故称“月经”“月事”“月汛”“月信”等，说明其周期性，即按月而至。正如《血证论 · 男女异同论》所说：“夫新生旧除，天地自然之理，故月有盈亏，海有潮汐。”

（二）提出“肾气为根，保阴为本”的防治观点

刘敏如教授在中医健康观、中医生殖观等学术见解的基础上，提出了“肾气为根，保阴为本”“产后多虚多瘀”等学术观点，指导临床，提高某些妇科病证的疗效，如采用补虚（气阴双补）化瘀（活血逐瘀）法作为产后治未病大法；研制新药“产泰”，有助于产褥复旧，防止产后病的发生；以气阴双补法为主治疗崩漏（功能失调性子宫出血），以及相关妇科血证；研发出“益宫宁血口服液”，提高了对妇科血证的疗效；以补肾填精为思路，研发“资癸女贞丸”“资癸元阳丹”“滋阴荣颜丸”及“养精壮本丹”等药，有助于更年期男女状态调理及青年男女体质改善。

（三）补遗研究中医妇科病机

1. 充实崩漏病机

崩漏曾泛指一切妇科出血。刘敏如教授指出，既然将崩漏列入月经疾病，则应排除其他疾病，如妊娠、肿瘤、感染等导致的阴道出血，所以应从学术上澄清崩漏的概念。崩漏属月经疾病的阴道下血，为妇科疑证、难证、急证。她提出“崩漏是一种病因复杂、因果相干、多脏受累、穷而及肾”的月经疾病，其出血期的病机特征在于“阴血外泄，气随血耗，终至气阴双亏”，所以气阴双亏是“崩漏出血期的共同的主体病机”，主张将气阴双补贯穿崩漏治疗的始终。

对于崩漏的辨证，刘敏如教授提出不能简单地将临床现症概括为几个证型而施治，而应根据病机参合现症，辨识崩漏的证型；强调其发病有在气、在血、在脏、在经的不同，但终归病变在于脏腑、气血、经络、胞宫之间功能维系失常，或冲任二脉直接受损；无论病起何脏，四脏相移则必归于肾，肾气不固，固摄无权，阴虚失守，冲任不能制约经血，最终导致气阴双亏。

刘敏如教授认为，崩漏急在暴失阴血，出血是“本”病的见症，仅以治疗“标”证试图止血是难期良效的，崩漏论治当根据病机求治本之法。肾虚是致崩漏之本，病变在冲任失于约制，故治本当固本治肾、调固冲任。用方

遣药宜相对稳定，组方宜平正，以防动血，亦便于灵活化裁。

刘敏如教授拟定益气养阴、固冲止血的治法，并结合个人用药经验，研发出中成药“益宫宁血口服液”（人参、麦冬、五味子、北沙参、制何首乌、女贞子、茜草、海螵蛸、补骨脂、赤石脂、益母草等），用于塞流止血，目前已上市投入使用。

2. 痛经病机新解

在痛经病机方面，刘敏如指出前人有关痛经“不通则痛”“不荣则痛”的致痛机理不能完全解释痛经为何随月经周期而发，而非经期不见疼痛。她解释为女性经期的生理环境是痛经发病的内在条件，一定的素体因素是发病的潜在因素，致痛病因是发病的决定因素。由于痛经患者未行经时，冲任气血尚平和，致病因素不及引致冲任气血瘀滞或不足，故不发生疼痛。在经期或经期前后，由于血海由满溢而泻至暂虚，冲任气血变化较平时急骤，此时胞宫易虚易实，因而易受致病因素的影响，致冲任、胞宫瘀滞或失养，便可发生痛经。经净后冲任气血渐至调复，故平时不发生疼痛。痛经发病究其本源，实者多责之肝，虚者多责之肾，病位在冲任、胞宫，变化在气血，表现为疼痛，“夹虚者多，全实者少”。这些研究丰富了痛经的病机内容。

3. 阐释生殖疾病的中医基本病机

刘敏如教授在深入研究中医生殖理论中，初步验证了绝经前后诸证的主要病机为肾气虚、天癸竭。补肾法可调整“脑－肾－天癸－冲任－胞宫”轴，改善绝经前后诸证；肾精不足是卵泡发育障碍的基本病机，填补肾精是促卵泡发育的主要治法；研发补肾复方“资癸女贞胶囊”，可改善子宫血流、内膜厚度，提高子宫内膜容受性和卵子质量，提高临床妊娠率和活产率；发现补肾中药复方可保护大脑皮质及海马区神经细胞。这些研究结果也初步说明中医生殖理论对临床具有一定的指导作用，有待后继接力研究。

4. 生理带下机理的梳理

张山雷在《沈氏女科辑要笺正》中述及：“带下女子生而即有，津津常润，本非病也。”生理带下具有月水样的周期性，故称为“信水”。刘敏如教授根据中医生理观念，梳理带下机理，认为肾主水，人体精、津、液、血皆由肾所施泄调控，以供生理之需，故今称为生理带下。生理带下由脾胃水谷之津所化，入肾禀藏、施泄，转输统摄于脾，任脉主司，带脉约束。当肾气充沛，肾精盛实，天癸泌至，脾气健运，任脉固，督脉强，冲脉充盈，带脉调节，阴液泌淖于胞中，施于前阴空窍，成为生理带下，与生殖生理有关。故妇女的生理常态中，青春时期肾气始盛，天癸泌至，冲任通调，月事有时，带下可常润阴中；月经期前或妊娠期中，气血下聚，冲任血盛气充，带下的量较平时稍有增加；经绝以后，肾气渐衰，真阴渐亏，天癸竭止，月经绝断，带下亦涸竭，阴中失润。这些自然生理现象说明，生理带下的泌淖与涸竭，直接同肾气的盛衰、天癸的泌至与竭止有密切关系。刘敏如教授对生理带下的机理梳理，为病理带下的研究提供了生理依据。

5. 提出产后多虚多瘀生理论证

刘敏如教授总结："月经为血所化""胎元由气所摄，由血所养"，产时"气血调顺，推动分娩"，产褥期"蓄精推恶露，促产创复原"，乳汁由气血生化，"故女子一生易伤于血，以其故脱于血而当重于血"。由此可知，产后"亡血伤津，百脉空虚"，元气受损，自当排恶露逐瘀生新。故而，产褥期生理上呈现出"多虚多瘀，易生产后诸瘀"的状态。为此，刘敏如教授带领其研究生率先进行多项研究，证实产后多虚多瘀的生理状态，提出补虚化瘀是防治产后诸疾的大法，开发了"产泰"等产品。她说："中医文化很重视保护产妇健康，有坐月子的民俗，这体现了一个国家的文明程度。"

6. 泌乳与肾的生理关系新解

中医学对泌乳机理的阐释较为笼统。肾主生殖，肾气盛，天癸调，气血和，故其可以调节胞宫藏泄功能，使乳汁化生得到保障。刘敏如教授从"补肾中药对女性生殖轴的影响"等相关实验研究中观察到补肾可促乳房发育与乳汁分泌。在肾气主导下，肝疏脾健胃和，血气旺盛，促乳汁产生而充足。故治疗缺乳常加入补肾药，如山茱萸、淫羊藿，临床以补脾益肾组方治疗，较之单纯补脾为主疗效更佳。

（四）研讨中医妇科疾病学病种缺如

刘敏如教授认为，随着自然界的变化和社会的发展，人类疾病谱也发生了变化，新病种不断出现，中医学也应随之不断发展，以适应防治疾病的需求。她强调应开展中医妇科疾病学新病种、疑难病研究，从中医病因病机认识出发，为临床新病种命名，如此才有利于中西医学术对话，体现中医治疗特色。刘敏如教授回忆，她的师辈卓雨农先生早在 20 世纪 60 年代就注意到这类病种缺如现象，如更年期综合征（围绝经期综合征），既往中医学无此病名。在 1963 年全国高等院校中医药统编教材《中医妇科学》编写会议中，他建议以“经断前后诸证”病名与“更年期综合征”相对应开展研究。卓雨农先生的观点经教材收录后沿用至今，是中医妇科学病种发展的一个范例。

刘敏如教授认为中医妇科学病种研究滞后，于是她着手进行中医新病种研究。自 1964 年以来，她进行过多个新病种研究。如她根据中医学“有诸内必形诸外”“审证求因”“异病同治”等观点，结合临床所见，将外阴皮肤出现的非正常白色病变和伴随症概括为“女阴白色病变证”，并据此阐述其发病机理，进行辨证论治。该病名的提出既具有中医特色，又参考了西医“外阴营养不良障碍”的临床证候，有利于中医学病种的拓展。

1988 年，刘敏如教授提出“盆腔疼痛证”并被确立为中医新病名，列入《中医妇科学》教学参考书。盆腔疼痛证为发生于女性盆腔部位、与妇科有关的非周期性疼痛，实际上是多种妇科疾病引起的慢性病变，在病因病机上分为湿热邪毒（急性疼痛）和血瘀气滞（慢性疼痛）。中医“异病同治”具有治疗优势，因而本病立为中医病名具有临床意义。直到 1998 年，由刘新民等主译的《现代妇产科疾病诊断与治疗》中才出现“慢性盆腔疼痛症”的论述，其临床表现与中医妇科的“盆腔疼痛证”中的血瘀气滞证类似。这应该视为中医学在盆腔疼痛方面研究的先行一步，且病名不谋而合。其后，刘敏如教授又提出胞中脂膜壅塞诸证（多囊卵巢综合征）、经水早断诸证（早发性卵巢功能不全）、女性骨疏证等病名，与西医有关病种对应研究。

刘敏如教授认为应当从临床对应研究中医妇科疾病病名，以及与中医相关的理、法、方、药，因此她做了相应研究。如中医病名“胞中脂膜壅塞诸证”对应“多囊卵巢综合征”、中医病名“经水早断”对应“卵巢早衰”，这丰富了中医疾病学内容。刘敏如教授认为：“如果仅以西医新编病种行中医治疗，久之则有可能导致中医疾病学的衰退。”她从中医病因病机角度出发，补遗临床新病种，对中医妇科疾病学的发展具有指导意义。

四、专病之治

（一）无子症（不孕不育）

刘敏如教授明确提出：“肾主生殖由天癸来表达。”天癸属精，藏于肾，女子以血为本，血属阴，因此她提出女子当重肾保阴，“肾气为根，保阴为本”的学术观点。

不孕不育关系到女方或男方，或与男女双方均有关，治疗上应有所侧重。她生动地形容男女诸外之象：“在女子，以阴为本，阴主藏，主守，其形在外，以阴柔之质为态，故女子重在不伤阴血，而育阴当扶阳；在男子，以阳为纲，阳主动，主泄，其形在外，以阳刚之气为表，故男子重在不伤阳气，但扶阳必配阴。”这些理论具有重要临床意义。

1. 治疗心得

①刘敏如教授在临床治疗不孕不育症时，首先“衷中参西，审因为先”，让男女双方进行检查，明确原因所在，再结合临床辨病辨证，有针对性地进行调治。如女性先找出有无任何内分泌因素、输卵管因素、子宫因素或免疫性因素，再有针对性地测知预后，调治其相关病理状态。

②以补肾养阴贯穿治疗始终，在“脑－肾－天癸－冲任－胞宫”生殖轴

理论指导下，以“肾气为根，保阴为本”学术观选方用药，补肾以营脑髓、资天癸、养精血、调冲任。

③注重“用药平和，通调气血”。刘敏如教授在临床上极少用附子、肉桂等大温大热或辛温燥动之品，常提示用药宜于调补，阴虚不可过于滋腻，以防阻遏阳气；阳虚者不可过用辛燥，过则耗损阴津。特别是现代研究提示伤胎儿的中药当慎用之。

④秉持“药物论治与身心并调”的原则。发挥中医临床望、闻、问、切优势，从心理、社会方面重视心理疏导。

⑤提倡“不孕不育男女同治”。刘敏如教授认为对于不孕不育，不应刻板地划分为女方不孕症或男方不育症，主张凡成年男女双方在未避孕而有正常性生活 12 个月以上仍未怀孕者，可诊为无子症，建议双方共同检查、治疗。

2. 治疗特色

“顺应月经 4 个阶段，择期论治”是刘敏如教授治疗妇科疾病的特色之一。她认为，治疗不孕与治疗月经病的分期治疗原则一致，但用药各有侧重，补肾贯彻治疗始终，应充分发挥中医药的特色与优势，调整受孕内环境以达到助孕的目的。

（1）经后期（卵泡期）

血海空虚，阴阳气血不足，当平补肾阴肾阳为主，以促进精血恢复，肾气充盛，方可选左归丸。如患者兼有其他妇科病，例如子宫肌瘤、子宫内膜异位症、子宫腺肌症、多囊卵巢综合征等，经后期亦是治疗关键，治疗佐以活血化瘀药物，常用柴胡、枳壳、橘核、荔枝核、山楂、益母草、薏苡仁、仙鹤草、夏枯草、莪术、王不留行等。

（2）经间期（排卵期）

此期是阴阳转化，排出卵子的关键时期，当平补肾阴肾阳，以促天癸充盛，佐以活血化瘀通络之品，促进阴阳转化，以利卵子排出，方选归肾丸加淫羊藿、王不留行、皂角刺、丝瓜络、葛根等。

（3）经前期（黄体期）

阴阳气血俱盛，为孕育提供条件，为孕卵着床做准备，当补肾健脾，填补肾精，常用寿胎丸合四君子汤加淫羊藿、肉苁蓉、黄精、熟地黄、山茱萸，或用槐花、黑豆、黑芝麻，食之有利于黄体健康，改善子宫内环境，提高孕育的成功率，但不可轻投活血化瘀药物，以免误伤早期胎元。

（4）月经期

血室正开，经血以排出为畅。如无明显不适，月经期可予以停药。若明显痛经或经血量多，则以痛经或妇科血证论治。此期若出现异于平常的阴道出血或腹痛，尤当注意早孕流产的可能性。

3. 用药规律

刘敏如教授认为肾藏精，精化气，精气即肾气，寓元阴元阳，是维持人体阴阳的本源，是女性生理活动的根本；强调女性不孕症的基本病机为肾虚，补肾应贯穿于不孕症的治疗始终，主张补肾气、营脑髓、资天癸、调冲任治疗不孕症。

①主张辨病与辨证相结合治疗不孕症。《诸病源候论》记载：“夹疾无子。”指出不孕症常是许多妇科疾病导致的后遗症和结果。刘敏如教授临床治疗不孕症，常以西医方法协助，诊断出不孕的基本原因，确定根源在男方或在女方，了解其生殖功能指标，然后运用中医生殖理论进行辨病辨证治疗。对中医病机需特别着眼于肾气虚损、天癸失调，但也不可忽视邪犯所致。用药组方重视补肾填精，以平为期。

②以“肾气为根，保阴为本”为指导，采用气阴双补法、补肾培精法。刘敏如教授治疗不孕症处方中出现频次较高的药物主要为补益类，补益药物有北沙参、黄芪、枸杞子、菟丝子、山茱萸、当归、黄精、白芍等。

刘敏如教授强调不孕症病机根本在肾，并开展了一系列补肾中药对女性生殖轴调控的实验和临床研究，证实补肾中药可以有效调控女性生殖轴。在临床用药方面，刘敏如教授重视气阴双补，高频药物以补气类、养阴类为多。

刘敏如教授治疗不孕症的药物组合以山茱萸 - 枸杞子、菟丝子 - 枸杞子、北沙参 - 枸杞子、麦冬 - 北沙参、北沙参 - 五味子等多见，其核心药组具有补肾、益气、养阴的特点。选药性温而不燥，补而不峻。

③用药平和，重视气血流通。刘敏如教授治疗不孕症用药平和，多选用

温、微温、微寒之品，如山茱萸微温，北沙参微寒等，少用肉桂、附子等大辛大热或黄连等苦寒之品；强调“脾胃为后天之本”，食疗重于药疗，故所选药物大多药食同源，能较长时间服用，如西洋参、枸杞子、麦冬等；注重药物的选择和配伍，强调中药口味应调整至患者易于接受，才能坚持治疗。她指出气血贵在流通，在治疗不孕症的过程中，从肾虚的根本病机出发，以补益为主，佐以枳壳、柴胡等行气类药物，使其补而不滞，故高频药物中除了补益类药物就是行气类药物。

④喜用参类药物。在刘敏如教授治疗不孕症的组方中，参类药出现频次较多，如北沙参、花旗参、明党参等。她强调女子以阴为本、以血为用，血足则易于受孕养胎。《傅青主女科》记载：“生气以助生血，则血生自然迅速。”一味补血易致凝滞不行，气生血，兼能行血，故临床用药配伍中常用参类以补气生血、滋阴养血。

刘敏如教授根据患者气阴不足症状的偏重，随证选用参类。如北沙参为伞形科植物，味甘、微苦，性微寒，归肺、胃经，较其他参类更长于入胃经，有益胃生津、养阴清肺的功效，用以滋补脾胃，补益气血生化之源；且北沙参价格低廉，口味甘甜，常用于食疗，易于患者长期坚持服用。花旗参为五加科植物，味甘、微苦，性凉，归肺、心、肾经，长于女子补气养阴。明党参为伞形科植物，味甘、微苦，性微寒，归肝、脾经，长于补气养阴兼清热。明党参以润肺化痰、养阴和胃解毒为功效，补益之力较花旗参弱。

⑤多用生脉散、五子衍宗丸为基础方加减治疗不孕症。刘敏如教授治疗不孕症多用麦冬、五味子、北沙参、山茱萸、菟丝子、枸杞子，分别为生脉散和五子衍宗丸的组方雏形。生脉散可益气生津、敛阴止汗，药味虽简，但补气养阴功效显著。因人参入口味苦，价格高昂，故她临床常以北沙参、花旗参等代替人参使用。现代临床研究也证实生脉散加味治疗排卵障碍以及无自觉症状不孕症颇有成效。五子衍宗丸原名“五子守仙方”，首见于道教《悬解录》，被称为“古今种子第一方”，补肾为主，气阴兼顾，补而不滞。植物种子为植物的精华，具有圆润灵动之性，取义以子补子。研究发现五子衍宗丸较左归丸、右归丸改善卵巢功能疗效更佳。二者的运用体现了刘敏如

教授治疗不孕症“肾气为根，保阴为本”的学术思想。

4. 加减

不孕不育症病因复杂，治疗又需辨证与辨病相参，病证结合，临床审清原因后对因立法。例如功能性无排卵以肾精不足为主；多囊卵巢性不孕以肾虚为本，兼有痰湿阻滞；子宫肌瘤或子宫内膜异位性不孕多气滞血瘀；输卵管不通性不孕以湿浊阻滞为主等。因此在治疗上，以补肾填精为主，兼理气活血，随证化裁，养血活血，或疏肝解郁，或清热利湿，或健脾益气等。正如《景岳全书·妇人规》所说：“种子之方本无定规，因人而药，各有所宜。”

对于兼夹脾虚或痰湿阻滞者，刘敏如喜用参苓白术散、温胆汤、三仁汤及豆蔻、淡竹叶、车前子、白茅根等；兼夹肝郁者，喜用四逆散、逍遥散及合欢皮等；兼夹湿热者，喜用知柏地黄汤、四妙丸、三仁汤等；兼夹血虚者，喜用四物汤及枸杞子、桑椹、大枣等。补肾方面，刘敏如除喜用左归丸，亦推崇用五子衍宗丸，取其补中有行之性，无补而留邪之嫌。按肾阴肾阳偏衰之别及月经周期所处之阶段，亦灵活选用二至丸、六味地黄丸、归肾丸、右归丸、寿胎丸等，选加淫羊藿、肉苁蓉、巴戟天、鹿角霜等。

（二）经水早断诸证（卵巢早衰）

经水早断即西医妇科学所称的卵巢早衰，在中医亦是妇科疑难病，以未及绝经期而出现卵巢功能低下导致月经不调、闭经、不孕等，甚至出现绝经期表现为特征。本病虽未被列为中医独立病种，但患者常求治于中医。中医临床则根据出现的症状和西医生殖内分泌诊断进行辨证论治而获得一定疗效。由于中西医理论体系不同，仅采用西医诊断、中医治疗似有说理不清之弊。因此，刘敏如教授认为，有必要将经水早断作为中医妇科疾病学的独立病种进行研究，与时俱进地补遗中医妇科病种，为中医临床、科研、教育提供参考。

1. 中医病名论证

《素问·上古天真论》首次记载了月经初潮及绝经的年龄；《素问·阴阳应象大论》提出早衰之龄以 40 岁为界；唐代王焘《外台秘要·卷三十四》说明了因产后出血而血脉虚竭、血脉不通，致天癸早耗，经水早断，闭经难复；《傅青主女科》首次提出“经水早断”之名，可视为与今所指卵巢早衰临床吻合。

根据中医生殖理论，刘敏如教授论证经水早断的年龄界限确定在 40 岁以前，与当今西医卵巢早衰的年龄界定一致。她明确提出经水早断是女子在 40 岁以前出现月经稀发不定甚至断绝，受孕困难或不孕，兼有经断前后诸证的临床表现。

2. 病因病机

经水早断诸证主要是先天因素导致肾气不足，肾水不济，精气不盛，冲任失充，天癸衰少失调；或后天多种致病因素，损耗肾气，多态变化以致天癸早耗，不能施化月经，导致“妇人年未至七七之期而经水早断”。肾气益弱，精血流通受碍，则肾气不开；肾水不足，不上济于心，则水火不能相济；肾虚不能温煦于脾，则脾失运化，湿阻清阳；肾精耗损，肝失滋养，肝气郁结；肾气失开则肺气失调。由此可见发生经水早断的病机复杂，肾施化受碍，故《辨证录》言经水早断，实关肾水不足、三经齐郁所致。

（1）病因

先天禀赋不足，肾精本亏；劳神过度，耗伤阴精；久病及肾，阴精难复；房劳产伤，肾精虚衰。或因六淫时毒内侵，如腮腺炎病史、结核病史、免疫性疾病病史；化疗、放疗，使用化学药物，长期服用抗风湿药物雷公藤等；过用促排卵药、服用避孕药、吸烟吸毒；环境污染；或妇科手术史、腹腔手术史等，伤肾而及天癸、冲任及胞宫，出现天癸早竭诸证。

（2）病机

主要是先天不足或后天损伤，导致天癸早竭。肾精亏虚日久，则精不化气，精亏气衰，精气两虚；肾气不足，可导致脾失健运，化生乏源，天癸匮乏；精不生血，则经血乏源；肝阴失养，则肝阴虚少，肝失疏泄，气滞血瘀，冲任不通；肾水不上济心火，心火不下温肾水，心肾不交；精亏阴虚，可虚火内生，又或虚火蒸液为痰，痰凝血瘀。

3. 辨病论治

参考西医卵巢早衰的研究和临床积累，卵巢功能衰竭的临床表现多样、病因复杂且呈进行性发展（包括隐匿期、生化异常期、临床异常期、卵巢衰竭4个阶段）。卵巢早衰的概念有一定局限性，难以体现疾病的进行性发展和多样性，仅代表卵巢功能衰竭的终末阶段。这一认识为研究经水早断诸证提供了借鉴。结合中医对经水早断病机的认识，在辨证上分为“肾气不足，天癸不裕”“肾气亏虚，天癸早耗”两种情况，最终均至天癸早竭，经水不复。

（1）肾气不足，天癸不裕（早发性卵巢功能不全）

临床表现：40岁前出现月经稀发，间而停闭不复，或伴见绝经前后诸证，或有第二性征发育不全，脉沉弱，苔薄白。实验室检查符合早发性卵巢功能不全（POI）诊断。POI是指女性在40岁以前，卵巢出现内分泌或生殖功能失全。在1～2个月内重复检测血清促卵泡素（FSH）、促黄体素（LH）及雌二醇（E_2），水平在绝经后范围内。

治法：补肾气，调气血。

处方：

①左归饮、右归饮（《景岳全书》）。

左归饮：熟地黄9～15克，山药6克，枸杞子6克，炙甘草3克，茯苓6克，山茱萸3～6克（胃酸者少用之）。

右归饮：熟地黄6～9克，炒山药6克，山茱萸3克，枸杞子6克，炙甘草3～6克，杜仲（姜制）6克，肉桂3～6克，制附子3～9克。

②芪韭杞太极膏（刘敏如自拟方）。

（2）肾气亏虚，天癸早耗（卵巢早衰）

临床表现：月经停闭不复至，或有产创失血史、绝经前后诸证，情志不舒，或无明显症状，纵欲。脉弱，或舌淡多津、苔薄白，或舌红少津、苔薄黄或苔厚腻。实验室检查符合卵巢早衰（POF）诊断。卵巢早衰是一直被临床广泛使用的专业术语，指女性40岁之前出现闭经，伴有FSH水平升高（FSH > 40U/L）、雌激素水平降低等内分泌异常及绝经症状。

治法：补肾资癸，填精益髓。

处方：

①溢经汤（《辨证录》）：熟地黄10克，白术10克，山药10克，当归

10克，白芍10克，生酸枣仁6克，牡丹皮6克，沙参10克，柴胡6克，杜仲6克，人参6克。水煎，连服8剂补以通之，散以开之。

②资癸女贞丸合资癸元阳丹（刘敏如自拟方）。

4. 辨证论治

（1）肾阴虚、肝气郁证

临床表现：月经推迟、稀发、量少，甚或停闭数月；平时带下少，阴道干涩，性交疼痛，受孕困难，腰膝酸软，头晕耳鸣，失眠多梦，皮肤瘙痒或如虫爬，或烘热汗出，五心烦热，盗汗。舌红少苔，脉细数。

治法：滋肾清肝解郁。

处方：

①滋水清肝饮（高鼓峰方）：熟地黄10克，当归身10克，白芍10克，酸枣仁10克，山茱萸10克，茯苓10克，山药12克，柴胡6克，栀子10克，牡丹皮10克，泽泻6克。

②生脉五子复经汤（刘敏如自拟方）：枸杞子、菟丝子、覆盆子、五味子、车前子、川芎、当归、丹参、西洋参、麦冬、山茱萸、黄精。

（2）肾阳虚、脾不运证

临床表现：月经稀发，三五月一至或停闭，经量少质清稀，色暗。腰膝酸软，四肢不温，或畏寒浮肿，痰多舌白，倦怠气短，饮食欠佳，或大便稀，夜尿多，舌暗、苔薄白或白腻，脉沉。

治法：补肾温脾。

处方：

①右归饮合补中益气汤：黄芪15克，白术10克，陈皮6克，升麻6克，柴胡6克，人参6克，甘草3克，当归6克，熟地黄10克，山药（炒）10克，山茱萸10克，枸杞子10克，甘草（炙）3克，杜仲（姜制）10克，肉桂3克，制附子3克。

②滋肾育胎丸（罗元恺方）：菟丝子、砂仁、熟地黄、人参、桑寄生、阿胶（炒）、何首乌、艾叶、巴戟天、白术、党参、鹿角霜、枸杞子、续断、杜仲。

（3）肾水亏、心血不足证

临床表现：月经停闭数月乃至1年以上，阴中干涩，心悸、心累，腰痛，骨痛，眠差，胸闷，舌质淡、苔薄白，脉沉弱或迟或起伏不定。

治法：滋水益气养血。

处方：

①生脉散合补心丹：党参、麦冬、远志、生地黄、玄参、天冬、丹参、茯神、酸枣仁、五味子、柏子仁、桔梗、当归，以蜜为丸。

②续补汤：人参10克，当归10克，白芍10克，柴胡6克，麦冬12克，北五味6克，白术10克，巴戟天10克，炒酸枣仁10克，红花5克，牛膝6克，沙参10克。

③左归饮合五子衍宗丸（刘敏如习用方）：熟地黄10克，山药10克，炙甘草6克，茯苓10克，山茱萸10克，枸杞子10克，菟丝子（炒）10克，覆盆子10克，五味子（蒸）6克，车前子（盐炒）10克。

（4）肾精虚、髓海空虚证

临床表现：月经停闭数月乃至1年以上，经水量少黏稠，阴中干涩，头晕耳鸣，眼干，健忘或口渴，伸展不利，大便或干结，小便或黄，阴中或灼热，舌红、苔薄黄，脉细数。

治法：养精气补脑髓。

处方：

①花旗参10克，麦冬10克，枸杞子10克，五味子6克，黄精10克，山茱萸10克，肉苁蓉10克，当归6克，生地黄10克，槐花15克，核桃仁10克，黑芝麻6克，甘草3克。

②知柏地黄丸合五子衍宗丸（刘敏如习用方）：知母6克，熟地黄10克，黄柏10克，山茱萸（制）10克，山药10克，牡丹皮6克，茯苓10克，泽泻10克，枸杞子10克，菟丝子（炒）10克，覆盆子10克，五味子（蒸）10克，车前子（盐炒）10克。

5. 治疗心得

（1）问病史

末次月经，盆腔手术、放疗或化疗的病史，POI家族史，家族脆性X染色体综合征，自身免疫性疾病，肾上腺皮质功能不全，甲状腺功能减退等。

（2）检查

单纯的原发性 POI 患者没有体征。显著异常或严重 POI 患者可见雌激素缺乏引起的萎缩性阴道炎、卵巢萎缩，甚至无法触及卵巢；POI 患者经常间歇性地产生雌激素，因而可能没有表现出雌激素缺乏的体征，故宫颈黏液及盆腔检查的结果未必能排除 POI 的诊断；卵巢肿大提示可能患有淋巴细胞性卵巢炎或类固醇生成酶缺陷。

（3）检测项目

妊娠测试，如 β－人绒毛膜促性激素（β－HCG）；诊断 POI，1～2 个月内重复检测 FSH、LH、E_2 水平；澄清病因，例如染色体核型、卵巢抗体等；筛查 POI 患者中高发的其他疾病，如促甲状腺激素（TSH）、抗甲状腺过氧化物酶抗体、血清肾上腺抗体及扫描骨密度（DEXA 测定法）。

（4）诊断本病隐匿状态的患者

本病有时与某些疾病同时出现，如家族遗传病（46，XY 性腺发育不全）、原始卵泡禀赋不足、小儿先天性卵巢发育不全（X 染色体短臂基因缺失）、卵泡加速闭锁、甲状腺疾病、肾上腺皮质功能不全（见直立性低血压、色素沉着斑、腋毛和阴毛稀少）、免疫性卵巢炎（有胀大的卵巢）、雌激素水平低下（可见萎缩性阴道炎、卵巢很小甚至无法触及）。

（5）鉴别诊断

停经患者当与妊娠及其他妇科类似症状疾病鉴别，不可轻易下经水早断（卵巢早衰）的诊断，可借助实验室检查。经水早断不属世医所谓的血枯经闭，乃是肾气本虚，与心、肝、脾之郁有关。一旦有郁，则肾之气郁而不宣，不能盈满、化经水外泄。治法必须散心、肝、脾之郁而大补其肾水，同时仍大补其心、肝、脾之气，则精溢而经水自通矣。

6. 病案举例

患者，女，38 岁。2016 年 3 月 1 日初诊。

主诉：未避孕 5 年余，月经周期时前时后停经 2 年余。

现病史：纳可，睡眠欠佳，梦多，无潮热，盗汗，大小便正常，口干口苦，舌红、苔白，脉沉数。

个人史：G1P0，3 年前行人流 1 次。初潮 13 岁，经期 5 ～ 6 天，周期 20 ～ 25 天，末次月经（LMP）2016 年 2 月 3 日，上上次月经（PMP）2016 年 1 月 13 日，服雌二醇片后月经来潮。

检查：甲状腺功能正常。性激素六项：2015 年 3 月 26 日查 E_2 165mg/mL，FSH 39.4U/L，LH 22IU/L；2015 年 7 月 2 日查 E_2 605mg/mL，FSH 6.6U/L，LH 5.1IU/L；2015 年 7 月 4 日查 E_2 691mg/mL，LH 5.3IU/L 。输卵管未查。

诊断：续发不孕症，卵巢早衰（POF）。

处方：淫羊藿 12 克，枸杞子 12 克，当归 6 克，黄芩 12 克，肉苁蓉 10 克，杜仲 15 克 ，熟地黄 10 克，菟丝子 15 克，覆盆子 12 克，西洋参 6 克，麦冬 10 克，北五味子 6 克 。7 剂，2 日 1 剂，分 2 次服。

医嘱：①建议输卵管检查。②丈夫精液常规复查（禁欲 5 日）。③月经第 3 天复查 FSH 、LH 、E_2 、P。

二诊（2016 年 4 月 25 日）：4 月 18 日来月经。舌红、苔白，脉滑。

2016 年 4 月 20 日性激素六项：LH 24.11IU/L，FSH 15.8U/L，E_2 145mg/mL，P 0.63ng/mL。

处方：①经后期方：淫羊藿 12 克，山茱萸 12 克，黄芪 20 克，枸杞子 15 克，菟丝子 15 克，桑椹 15 克，白芍 15 克，当归 6 克，川芎 6 克，肉苁蓉 15 克，柴胡 6 克，炙甘草 6 克。7 剂，每日 1 剂，分 3 次服。②非经期方：定坤丹 3 克，每日 2 次。

三诊（2016 年 5 月 24 日）：月经周期恢复，自然来月经第 2 天伴痛经，色正常、量偏少，余无特殊，舌红、苔薄白，脉滑数。LMP 5 月 23 日，PMP 4 月 18 日。

处方：黄芪 20 克，枸杞子 15 克，淫羊藿 12 克，山茱萸 12 克，玉竹 12 克，菟丝子 15 克，枳壳 10 克，川牛膝 10 克，柏子仁 15 克，砂仁 6 克，艾叶 6 克，白芍 12 克。10 剂，每日 1 剂，分 3 次服，先服 2 剂，余药经净后服。

四诊（2016 年 6 月 29 日）：LMP 5 月 23 日，经期 8 天，量少，腹痛，因牙痛未服定坤丹，苔中部腻，脉沉。

处方：北沙参 20 克，麦冬 10 克，北五味子 6 克，玉竹 12 克，黄芪 15

克，枸杞子 15 克，山茱萸 15 克，肉苁蓉 15 克，王不留行 15 克，丹参 15 克，白芍 15 克，罗汉果 1/4 个。7 剂，2 日 1 剂，早晚各 1 次，分 4 次服。

五诊（2016 年 7 月 25 日）：服药后 6 天月经来潮，本次月经 7 月 22 日，量中等，脉平。PMP 7 月 7 日，经期 7 天。

处方：北沙参 15 克，麦冬 10 克，黄芪 20 克，菟丝子 15 克，枸杞子 15 克，山茱萸 15 克，肉苁蓉 15 克，百合 15 克，淫羊藿 15 克，北五味子 6 克，丝瓜络 15 克，藿香 10 克。7 剂，每日 1 剂，分 3 次服，经净后始服。

六诊（2016 年 9 月 6 日）：LMP 7 月 22 日，PMP 7 月 7 日，经期 7 天，伴绞痛。

处方：当归 10 克，黄芪 20 克，淫羊藿 15 克，山茱萸 15 克，肉苁蓉 18 克，鹿角霜 15 克，紫河车 6 克，石斛 15 克，川芎 10 克，生地黄 10 克，白芍 15 克，柴胡 6 克。10 剂，每日 1 剂，分 3 次服。

七诊（2016 年 10 月 17 日）：情绪一般，纳可，睡眠欠佳，梦多，二便调，月经未潮 96 天，LMP 7 月 22 日，舌红少苔，脉滑数。

诊断：月经后期，月经量少，证属冲任不足。

处方：北沙参 20 克，黄芪 20 克，枸杞子 15 克，砂仁 6 克，百合 12 克，菟丝子 15 克，竹茹 12 克，枣皮 15 克，车前子 15 克，陈皮 6 克，淫羊藿 15 克，五味子 10 克，白芍 12 克，紫苏叶 10 克，覆盆子 12 克。7 剂，2 日 1 剂，分 2 次服。

嘱患者明日复查激素六项 +HCG。

八诊（2016 年 11 月 3 日）：月经未潮，停经 113 日，排除怀孕，情绪焦躁，手足心稍热，汗出，阴道分泌物少，口微干不苦，舌红少苔，脉滑数。

11 月 3 日性激素六项：LH 43.92IU/L，FSH 54.22U/L，E_2 155mg/mL，P 0.62ng/mL。

处方：黄芪 15 克，枸杞子 15 克，王不留行 15 克，菟丝子 15 克，车前子 15 克，川芎 6 克，当归 6 克，山茱萸 12 克，巴戟天 12 克，淫羊藿 12 克，三七粉 3 克，鹿角霜 10 克，黄精 10 克，石斛 15 克。7 剂，2 日 1 剂，每日 2 次，药渣煎水泡足。

九诊（2016 年 12 月 5 日）：黄体酮胶囊 10 毫克，每日 2 次。5 日后阴道出血，现为出血第 4 天，量中、色深红，无痛经，纳可，眠安，二便调，潮热较前好转，舌红少苔，脉滑尺沉。

处方：北沙参 15 克，麦冬 10 克，北五味子 6 克，枸杞子 15 克，石斛 12 克，知母 6 克，鹿角霜 15 克，槐花 12 克，菟丝子 15 克，覆盆子 15 克，淫羊藿 15 克，怀山药 15 克 。10 剂，每日 1 剂，分 3 次服，药渣煎水泡足。

十诊（2017 年 2 月 7 日）：B 超示右侧卵巢 19mm × 9mm，左侧 19mm × 9mm，内见 1 ～ 2 个细小卵泡，未见较大卵泡。LMP 2017 年 1 月 10 日（7 日）。月经第 3 日雌激素检查：FSH 34.1IU/L ，抗缪勒管激素（AMH）0.04ng/mL ，LH 9.5IU/L ，孕酮（PROG）0.3nmol/L，泌乳素 3.9μg/L，雄激素 34ng/dL，游离甲状腺素（FT_4）1.2pmol/L，甲状腺激素 0.35 μ IU/mL。月经第 8 天复查 FSH 72.4U/L ，E_2 25pmol/L。

处方：山茱萸 10 克，巴戟天 10 克，淫羊藿 15 克，枸杞子 15 克，鸡血藤 20 克，黄芪 20 克，当归 6 克，川芎 6 克，王不留行 15 克，熟地黄 12 克，枳壳 12 克，牡丹皮 10 克，西洋参 10 克，紫河车 6 克（另包，后下）。每日 1 剂，分 3 次服，经期停服，每剂药渣再煎水，晚上睡前浴足。

建议平时服用维生素 E，以助孕酮的分泌。

十一诊（2017 年 3 月 24 日）：LMP 3 月 2 日，5 日净，量极少，PMP 1 月 10 日，7 日净，量多。

检查：3 月 4 日查 LH 8.67IU/L，FSH 10.2U/L ，E_2 131mg/mL，PROG 5.64nmol/L。3 月 11 日查 E_2 146pmol/L ，LH 37.2IU/L ，FSH 7.4U/L 。3 月 12 日取卵 1 颗，并已成功受精保存待用，纳眠可，近 3 个月经前面生痤疮，二便调，舌淡红、苔薄白，左脉沉细、右略滑。要求在行试管婴儿技术前调理身体。

处方：淫羊藿 10 克，巴戟天 10 克，山茱萸 15 克，枸杞子 15 克，鸡血藤 15 克，黄芪 20 克，麦冬 15 克，石斛 15 克，熟地黄 12 克，当归 6 克，川芎 6 克，白芍 12 克，西洋参 6 克，北五味子 6 克，紫河车 6 克（另包，后下）。煎法、服法、用法同上。

随访告知怀孕。

按：本案表现为不孕，西医确诊为卵巢早衰，中医诊为不孕（经水早断），经西医内分泌治疗，月经偶来潮或闭经（监测排卵，未发现成熟卵），要求中医治疗。以“肾气为根，保阴为本”思想指导该患者治疗，经坚持中药复方论治1年余，共十一诊，监测发现优质卵子而行体外受精－胚胎移植（试管婴儿）成功。追踪随访小孩已5周岁，身体健康。

五、方药之长

（一）常用方剂

刘敏如教授常用方介绍如下：

补肾滋天癸：左归丸，右归丸，五子衍宗丸，归肾丸，寿胎丸。

补血：四物汤，当归补血汤。

补阴：二至丸，六味地黄丸。

健脾益气：四君子汤，参苓白术散。

气阴双补：生脉散。

活血化瘀：桃红四物汤，桂枝茯苓丸，生化汤。

疏肝理气：四逆散，逍遥散。

化痰除湿：二陈汤，三仁汤，温胆汤，藿香正气散，苍附导痰丸。

清热利湿：四妙散，甘露消毒丹，甘露饮。

清热解毒：五味消毒饮。

消食化脂：保和丸，防风通圣散。

临床上辨证施治，根据病因、病位、病机的不同，对方药灵活加减化裁，可以有很多组合。如五子衍宗丸合六味地黄丸、生脉二至六味丸、逍遥五子左归丸、四逆归肾丸、逍遥四妙散、生脉五子四物汤等。

刘敏如教授临床上最常用逍遥五子左归丸加减治疗妇科疾病，多能取得理想的疗效。

逍遥五子左归丸的功效为疏肝健脾补肾，对于月经先后无定期、月经量少、经行不畅、卵巢功能下降、绝经前后诸证、不明原因不孕、复发性流产、工作或求子压力大而焦虑紧张、“试管婴儿”周期前 3 个月调治，具备肝郁脾虚肾虚证者，均可加减使用。

【典型病案】

刘某，28 岁，2019 年 8 月 17 日初诊。

主诉：初潮后月经量少 12 年，发现幼稚子宫 8 年。2011 年因月经量少，在深圳市某医院行 B 超检查，提示幼稚子宫（双侧卵巢大小正常，子宫 4cm × 3cm × 2cm）。行人工周期治疗 1 个月，因为服药出现恶心、呕吐等胃肠道反应，无法耐受而停药。近年来间断服中药治疗。2019 年 6 月 3 日复查 B 超结论同前，妇科内分泌检查（D_3）无异常。月经 5 日 / 35 ～ 40 日，量少，色暗红，无血块。经前 3 日乳房胀痛，情绪波动，或烦躁，或低落哭泣。LMP 2019 年 8 月 11 日。平素焦虑，担心无法怀孕。胃纳一般，多食易腹胀、恶心，进食凉性食物易腹泻。入睡可，多梦，夜醒 1 ～ 2 次，半小时内可再入睡。晨起腰酸，口略干，无口苦。白带量偏少，无阴痒。舌淡红、苔薄白，脉弦细、尺脉沉。

辨证：脾肾不足，肝郁血虚。

治疗：予以疏导情绪，嘱患者放松情绪，有规律同房。逍遥五子衍宗丸加减。

3 次复诊后，情绪波动明显好转，胃纳可，无明显腹泻。

四至九诊予以逍遥五子左归丸加减，经期停服。

十诊（2019 年 10 月 11 日）：患者昨日查尿 HCG（+）。疲倦，腰酸，大便偏烂。舌淡红、苔薄白，脉略数、尺脉不沉。予四君子汤合寿胎丸加减。

2019 年 10 月 25 日 B 超见胎心。孕中后期因间发宫缩，间断服药，于 2020 年 5 月 21 日顺产单胎女，母女平安。

按：本案诊断为幼稚子宫，临床治疗难度大。患者因担心无法生育而焦虑紧张，影响临床疗效，每次诊疗都予以情绪安抚。患者体型瘦小，脾胃较虚弱，一至三诊予逍遥五子疏肝健脾，略加补肾，待脾胃功能恢复；四至九诊加强补肾的力量，予逍遥五子左归丸，渐达肝气疏、脾肾强、精血旺而胎成。

妇科病（尤其是不孕症、复发性流产）不可忽视精神因素导致的身心俱累。临床治疗中，医生应仔细询问病史，分析化验报告，给患者合理解释，舒缓精神压力，灵活辨证施治。正如《伤寒论》中所言："虽未能尽愈诸病，庶可以见病知源，若能寻余所集，思过半矣。"又言："观其脉证，知犯何逆，随证治之。"肝主疏泄，脾胃为气血生化之源，肾主生殖，肝、脾、肾功能协调，胎孕乃成。逍遥五子左归丸能疏肝健脾补肾，统治三脏，在临床中灵活运用，可以获得理想疗效。

（二）活用药物

刘敏如教授治疗重视补肾，同时注重气血双补、气血同调、气血贵在流通的思想。常用药对拆解介绍如下：

山茱萸 + 淫羊藿：山茱萸滋肾阴，淫羊藿补肾阳，共同使用具有调整肾阴肾阳之功，有助排卵期之阴阳转化。刘敏如教授常言这组药对有促排卵的功效。

菟丝子 + 枸杞子 + 五味子：菟丝子、枸杞子补肾阳、益精血，五味子补肾固涩，皆为种子，取"以子补子"之义，治疗不孕症。

川牛膝 + 桔梗：这是刘敏如教授治疗妇科、内科及其他科疾病喜用的经验药对。《本经逢原》记载："丹溪言牛膝能引诸药下行。"《本草求真》云："桔梗……可为诸药舟楫，载之上浮。"两药共同配用，一上一下，使气血通调达利。

枳壳 + 益母草：枳壳行气，益母草活血，气血并调，有助气血的运行，常用于气滞血瘀证或癥瘕一类的疾病。

山茱萸 + 麦冬 + 熟地黄：滋肾阴。

牡丹皮 + 黄柏：除肾热，治相火。

茯苓 + 白术：健脾祛湿。

蒲公英 + 马齿苋 + 薏苡仁 + 仙鹤草：马齿苋善解痈肿热毒；蒲公英清热

解毒，消肿散结；仙鹤草消痈散结，解毒补虚，消中寓补；薏苡仁利水渗湿，解毒散结。如此配伍，可使活血散结之功增强，同时兼顾脾胃，使祛邪而不伤正。

橘核＋荔枝核＋山楂＋枳壳：行气散结，常用治于癥瘕一类疾病。

六、读书之法

刘敏如教授认为读书可分为初读、深读、深研几个层次。

在诸多的中医启蒙书中，教科书是集大成的代表，可作为入门书籍之一。中医药领域拥有数以万计的医著传承至今，《黄帝内经》《伤寒杂病论》《神农本草经》《本草纲目》等经典著作为世界所瞩目，是学医必读之书。尤其是《黄帝内经》，虽托名黄帝所作，实际上是我国古代劳动人民长期与疾病作斗争的经验总结和智慧结晶。它不仅仅是医书，更是以医书为依托，以生命为中心，从宏观角度论述了天、地、人之间的相互关系，从医学、哲学、政治、天文等多方面描述宇宙奥秘、生命起源的百科全书。

在中医妇科方面，刘敏如教授作为承上启下的传承人，推荐初读《医宗金鉴·妇科心法要诀》与《傅青主女科》，深读《景岳全书·妇人规》，下功夫深研《金匮要略》妇人病三篇，即《妇人妊娠病脉证并治》《妇人产后病脉证并治》及《妇人杂病脉证并治》。《医宗金鉴》为清代皇家御制的医学教材，为医学界创立了规范的教科书，也是一部现代学习中医的重要读物。其中的《妇科心法要诀》，简明扼要，提纲挈领，朗朗上口，便于记诵，主要讨论了中医妇科四大证（胎、产、经、带），内容涉及疾病的病因、症状、诊断、治疗等方面。《傅青主女科》由清代傅山所撰，体现了中医妇科学的底蕴，论述了妇人经、带、胎、产诸疾，共计八十症，病立一案，案列一方。

诊断辨证以肺、脾、肾三脏立论，治则以培补气血、调理脾胃为主，为妇科病的辨证论治提供了新方向。其条分缕析，言简意赅，有独到的经验。《景岳全书·妇人规》为明代张景岳所著的妇产科专章，内含很多与中医妇科密切相关的中医理论。其提出“妇人之病，本与男子同，而妇人之情，则与男子异”“月经之本，所重在冲脉，所重在胃气，所重在心脾生化之源耳”，认为天癸是人体后天滋养而产生的阴液，为无形之水，妇科病证当首重调经等。《金匮要略》（亦称《金匮要略方论》）被誉为方书之祖、医方之经，为治疗杂病的典范。各代医家对《金匮要略》的整理阐释是对原文的再创造与发展，形成了疾病学雏形，其中妇人病三篇所述的理论和方药，可以说是中医妇科疾病学的鼻祖，其分经、辨证（具有鉴别诊断意义）及方药均具有临床真实性、实用性，是后世治疗和研究妇科临床疾病的准绳。

刘敏如教授总结出学习经典的心得：学习经典必须通读原文，注意与其他经典（如《黄帝内经》《伤寒论》等）的联系，学会对经典条文进行归纳分析，时常重温才能感受到经典的“经典性”。

刘敏如教授经常说：“思维传承是高层次的传承。”思维传承是她的特色。 比如刘敏如教授在研读《金匮要略》妇人病三篇时，追溯该书与《伤寒论》的渊源，认为二书内容彼此独立，又有密切联系。《金匮要略》以脏腑经络学说为基础，《伤寒论》以六经病学说为理论框架。再如刘敏如教授发展了中医的生殖轴学说，提出“肾气为根，保阴为本”的学术观、“形与神俱而为，以应天地的生命活态表达”的健康观等。这些成就都来源于《黄帝内经》，反映出刘敏如教授对经典融会贯通的修为。学习中医经典著作应吸收经典思想并运用于临床，而不应死记硬背。

对于读书，她建议最好以需求为导向进行学习。除专门研究某本、某类书籍外，最好重视经典，博览百家，擅于取舍，这样才能“由博返约，自出心裁手眼，吸取精华而用之”。对于前人的学术观点，需要具体情况具体分析，不可拘泥于古，要学其所长，避其所短。除了接受书籍经验外，还要在实际用药中进行创造，真正服务于临床。她的治学态度是“要有通功，才有专功”。

她认为作为中医人，应具备的知识结构是先做“通才”，才有“专才”，即重视基础，先有宽厚的理论基础和通科临床实践，才能谈得上专科攻尖，也就是金字塔“底”与“尖”的关系。

七、 大医之情

（一）以情历世

刘敏如教授经常对家人和弟子们说：医生是个特殊职业，是良心职业；做事先做人。人生两个字，“情”与“悟”，没有情就融不入社会，没有悟就开不了智。爱国情、事业情、亲友情、尊师情、师生情、忘年情、同窗情，还有医患情，贯穿她的一生。刘敏如教授以情动人、以情感人、以情诲人、以情施术、以情齐家、以情历世，正是这些数不尽、道不完的情，让我们见证并感受到她真善美的心灵。

1.爱国情

刘敏如教授爱国情深，感染着周围人和后代。无论身在何处，她永远抱有一颗爱国心，从不崇洋媚外。每当在中医药国际会议上发言时，她总是积极争取中医的话语权。她说：“爱国是做人的前提，爱我中华心，兴我国医。”

2.事业情

这是刘敏如教授 70 余年来对医教事业灌注的情怀。她一生以创新中医学为己任，奋斗不息，体现了她一生承、传、扬学术思想的溯源立新。特别突出的是她年轻时期即在中医妇科临床上耕耘不辍，在教学、科研的同时带学生，入田间、到工厂，为工农阶级群众服务。如今，92 岁的她依旧带着弟子们深入基层，进行临床服务，会诊妇科疑难杂症。

3.亲友情

这是刘敏如教授事业与生活最大的支柱。冯光宇先生（刘敏如教授的丈夫）1958 年写给刘敏如教授一段深情的诗："我知道，我留在你的心上，一如你在我的心中，过去和现在，我们，我和你一样，一直是个不能分离的生命，无论顺境或者挫折，都不会改变，从生命的开始，直到它逐渐凋零，任死亡或早或晚，这最早的情谊将把我们系到最后一天！"这是刘敏如教授家庭的感情支柱。刘敏如教授说："我和他吵吵嚷嚷 60 年，苦苦乐乐一辈子。"他们有一双儿女，她对儿女、孙辈爱之濡，培之严，在她预设与丈夫合穴的墓碑上刻有："寄语家人：人生之重，悟、格、为。悟开智，格有则，为在行。开悟，遵格，善为，行之指南也，做人之要也。"这反映了她对后人的要求。她的儿孙已成长为优秀之才。不仅如此，刘敏如教授对亲朋好友无私帮助，对晚辈们也是关爱有加。

4.尊师情

刘敏如教授的尊师之情，值得我们众多学生学习。她对中医妇科专家卓雨农、唐伯渊、王渭川、曾敬光等先师全心聆听教诲，守候临终；对李斯炽、吴棹仙、凌一揆、邓绍先、陈达夫、胡伯安、冉品珍等老师传授的中医精华学习运用至今；或是校外前辈廖蓂阶、黄绍芝、韩百灵、哈荔田、罗元恺、蔡小荪、邓铁涛、颜德馨、路志正、朱南孙等名中医，以及乐以成、张光圩等西医妇产科教授，均十分爱戴敬重，并向他们虚心学习。诸位先师在世时，她恪尽弟子、后学之礼，凡有师长驾鹤西游，她都尽可能亲临灵堂或追悼会致哀，重情感人。她曾说："我在 91 岁的今天，记下直接教过我的这些专业老师的名字，是为了永远怀念恩师之情。"

5.师生情

刘敏如教授的学生称誉她是"教学上的严师，生活中的慈母"，她在学校以严与宽著名。有一次她为外国学生授课，有人将两脚翘在课桌上，她马上严肃地说："我们中国尊师重道，把你的脚放下去！"发现教室不整洁时，她会说："十分钟内做好清洁，我再回来上课。"她常常不定期地召集学子们到家中去谈天说地，有针对性地就学术或研究等内容提出问题，让学生们回答。有时问题层次深，学生们来不及充分思考，回答欠佳，她就会严肃地当面指导，显得现场有些难堪，但学生们事后回味，往往发现就是这些看起来不经意的谈话，解答了学科发展方向的某些前瞻性问题，发现了学术理论中的某些缺如，开拓了临床诊疗中的新思路。

对于研究生，刘敏如教授不仅经常关心他们的生活起居、清洁卫生，甚至他们的恋爱、结婚、生育，以及子女的户口入籍、上幼儿园、进小学等问题均深切关心和尽力帮助。她会帮助有困难的研究生买假期回家的火车票。她的子女说："妈妈更关心她的学生。"刘敏如总是幽默地回答："谁叫你不学医，不是我的同行！"研究生们都记得，每逢教学或科研实验耽误了吃饭时间，她都会叫上学生去她家，无论早晚，不管是面条、饺子、抄手（馄饨）、米饭，有什么吃什么。大家围成一桌，或坐或站，有说有笑。看到学生们无拘无束，吃得开心，笑得欢畅，她也惬意地微笑。就这样，他们在教学和生活交流中建立了深厚的师生之情。有几位如今已逾八旬的学生，还经常回忆起当年年轻的刘敏如老师的宽严态度和师生融洽之情。他们说："刘老是我们的恩师，亦师、亦母、亦友，情深难忘。"刘敏如教授说："中医发展希望寄托在他们身上，我和他们教学相长，传承互进。他们是我的忘年交朋友。"

6.同窗情

刘敏如教授特别重视她从小到大的同窗。"一朝同窗缘，一世同学谊"，对于同窗好友，她做到了有难就帮。特别是上了年纪后，她与周围众多从小学到大学的同窗好友经常互助关心，但凡得知友人弥留，她必去探望，如遇病故都要亲自写挽联或悼词。如邓明仲（大学同窗）病逝，刘敏如十分悲痛，写下"堂堂男儿病无情，一生清骨留后人"的挽词，遥寄哀悼之情。唐德言（大学同窗）中年患病，在住院期间刘敏如经常到医院看望他。每逢同学聚会，无论她身处何地，总是推开一切活动，参加聚会。她的中学同学写给她 80 岁生日祝词："80 年，人生路，你一路开跑不停步。60 年，医学路，你洒下了多少汗水，饱尝了多少酸、甜、苦、辣和眼泪。光荣而艰辛的历程锤炼了你、造就了你，让你能始终发散正能量，实现了你人生的价值。我们是同龄人，我们还记你儿时的情景：调皮逗人，活泼甜美，豪爽大方，热情善良，上进自尊。长大了，你成为一位拥有仁爱、仁术、仁德、仁心的好医生；你的品德魅力是我们友谊长青的基石。老了，你有颗不老的心，还在继续跑步，向医学高难度攀登。让我们共渡耄龄，同祝自己：永葆童心，大爱永恒。”如今这些好友多已辞世，但真切之情仍鼓舞着 92 岁的刘敏如为健康传业。

7.医患情

这是刘敏如教授治疗疾患中最重视的感情。她行医 70 余年，在理论与实践结合的引导下，积累了丰富的临床经验。她把自己的医学智慧、学识和大半生精力奉献给了事业和患者。临证诊病，四诊合参而首重问诊。她总是耐心倾听患者叙述病情，不轻易打断，但也不时予以有针对性的提问。对疑难病证，她常常从患者口述内容中仔细寻觅有价值的资料，作为辨证求因的依据。有的病例，她又将中医学传统四诊与现代检查诊断相结合，将中医学的病因病机与西医学的生理病理观相结合，进行分析、求因论治。临床立法严谨，立方继承古方、重视验方，用药既强调中医传统理法方药的一致性，也不时参照中药药理研究加减，临床疗效良好。

对待患者，刘敏如教授总是着眼于疑难病患者和经济困难患者的救治与帮助，她总是尽心救治和设法解决困难。不少事实不胜枚举，所以她的医患关系很好。

（二）文化修养

刘敏如教授在专业学习之余的兴趣多样。她修读文史、弹琴唱歌、下棋绘画，更是写得一手漂亮的书法。但是她说：“都是表皮，算不了修养。”她总是散发出青春的朝气。一位熟悉她的国医大师、院士在视频中祝贺她 90 岁诞辰时说道：“我们的刘老师要精气神有精气神，要风采有风采，要活力有活力，要魅力有魅力。可以说她这几十年来唱的是一支青春之歌……刘老师在我们行业内有很多的浓墨重彩。她不仅是国医大师，更是巾帼英模……她在中医妇科方面的贡献尤其多，主编过多部《中医妇科学》，影响深远，科研硕果累累，不仅在国内有诸多影响，为香港培养中医人才，还到过许多国家讲学。这些都表现了她无论是在学识成就，还是在中医药方面都有诸多贡献……她获得了中医药的全国基础人才奖。我和刘老师经常一起开会，感受到她思维活跃，站位很高。每每说到中医药如何发展，她就慷慨激昂，给我们很多的感动。我们借这个机会，祝刘老师永远年轻，给我们中医药继续做出贡献。”90 岁的刘敏如教授笑着说：“过奖了！差远矣！但能得到诸方鞭策，追求美丽人生亦是幸事！”

刘敏如教授体会到，中医药具有浓郁的传统文化特色，是中华儿女在同疾病作斗争的过程中积累的经验总结，在世界医学发展的道路上起了不可估量的作用。两千多年来，中医药在不断的发展和提高中，形成了独特的理论体系和诊治方法。她深刻感受到中医文化是中国传统文化的精髓，是中国传统医学的根基，也是中医药走向世界的本钱。因此她时时告诫弟子们，务必了解什么是“文化”，为什么称“中医文化”，“中医文化”的内涵是什么，以及这些为什么是中医药学术讨论与研究的前提。中医工作者要把“传承精华，守正创新”作为发展中医的守则。

对于“文化”二字，历来有各种精辟的理解。《辞海》指出：“人类社会的生存方式以及建立在此基础上的价值体系，是人类在历史发展过程中所创造的物质财富和精神财富的总和。”的确，世界文化内容深广，不是简单的文字可以概括出来的。刘敏如教授在《辞海》注解的基础上理解：“文化”是人类生存进化所必需，是在社会历史长河中不断造就的一种行为表达形式。至今，我国优秀的传统文化是我国文化的主体，它是中华民族对生命、宇宙现象、社会进步、天文地理、政治经济等无所不包含的历史发展的表达。人类创造文化，文化记录传承认知，促进思维，观察事物，提高创造性解决问题的能力。所以文化是人类生存发展的必然产物，文化作用的本质是传承创新，文化的发展促进了各种事物的发展，提高了人类生存的质量，促进了人类社会的发展。各种事物都要依赖于文化传递、交流、发展，所以文化是人类生存依赖的根本，是一个国家发展的灵魂。

人类生存的本质是生命，生命体现在健康上。疾病损及健康、威胁生命，因而出现救治知识。随着社会文化的进步，逐渐形成了医疗行为，随文化发展而产生医学。中医即是我国原始的医疗行为中依托中华文化发展起来的、一门独具中华文化特色的医学，所以中医文化就是研究中医药学术的根，也是最本质的探讨。

近几年，社会上经常提及中医文化。什么是中医文化？

关于“中医”的称谓，要从 1840 年鸦片战争说起。西方文化进入中国，也带来了西方医学。为了区别于我国固有的医学，从此称西方医学为“西医”，称我国固有的医学为“中医”。

那么，什么是“中医文化”？简单地说，就是促进中医学、中药学传承创新的文化。中医师、中药师的行为文化，是在中华文化孕育下建构的一种原创的、独特的、具有系统理论和临床特色而发展的一门医学。中医文化本身不是文学文化，也不是哲学文化，但文化构建又是以文学和哲学为基础。要用这种辩证关系认识中医文化。文化起源于人类的思维，为什么人类才能产生文化？因为人的思维是高级的活态思维。即便智能机器人可以拥有大量的数据，拥有比人脑容纳更大量信息的智库，但它不具活态，所以它也比不上人类的智慧。所以，中医文化是建立在中华文化基础上的一种医学文化。为此，刘敏如教授深有体会：“中医文化是人类思维的优质产物，我承传中医思维并为之守正创新。”鉴于此，她与弟子们的交流不局限于一方一药，而是中医理念的传承。

中医文化形成的中医学具有它独特的理论体系及医疗实践作用，其主要思维方式包括整体宏观、天人合一，主要特点包括审证求因、辨证论治。中医学的基础理论是阴阳学说、五行学说、精气学说、运气学说，以及藏象、经络、气血津液、病因病机、辨治学说等内容。它的认识论“有诸内必形诸外”；诊断方法有望闻问切四诊、八纲辨证；治疗方法有内治、外治等，包括中药、方剂、针灸、推拿、按摩、气功，以及民间的单方、验方和各种简易疗法。

在中医药文化背景下，中西医应共同发展，不要耗在无谓的争端上，在发展变化中以开放的心态不断去接纳新事物与新知识，让传统中医与现代科学成为共同体。中医药经历了千年辉煌，百年沧桑，70 余年的崛起发展之路，近年来也在“西方科技霸权”的影响下，经历了各种干扰，在中医政策的保护下而得到发展，并纳入了国策，成为我国主流医学之一。中西医并重，共同发展，肩负着我国 14 亿人口的健康事业。没有哪一个国家具有这样两种主流医学的服务特色，也可以说这是世界上独树一帜的医疗卫生服务模式。这是我们走向国际的资本，应予大力彰显。

同时，随着现代科学技术的发展，生物、化学、分析等领域的新技术、新手段层出不穷，这也为中医药的发展插上了新的翅膀。刘敏如教授经常说："我要尽力把我的教训、经验传授给弟子，为中医药发展服务，为健康中国服务。在临床上每开出一个重病方，就拿到大数据库中筛选一次，看看我的理法方药和大数据的符合率有多少，用筛选出来的方子在基因靶点上打靶，看在基因学方面可以打中哪些内容，再评价效果。我发现这个方法比较适合中医研究。我们要把中医药服务女性大健康的体系完善起来，促进健康中国早日实现。"

八、养生之智

刘敏如教授几十年孜孜不倦的耕耘、求索，形成了"形与神俱而为，以应天地的生命活态表达"的健康观。这高度浓缩了她对健康的理解、对治病的追求和对患者的责任感，继而影响和奠定了她的人生观、世界观和职业观等。

刘敏如教授的健康观中，"形"是指人体外在的形态。《素问·宝命全形论》云："人生有形，不离阴阳。"《素问·生气通天论》云："阴平阳秘，精神乃治。""神"是指人体内在生理活动形于外的精、气、神的活态表达。"为"是指人的作为、行为、行动，以及适应自然环境、社会交往的能力。生命的全息加生命的活态便是生命的健康。

为什么要"以应天地"？《灵枢·岁露》云："人与天地相参也，与日月相应也。”“以应天地”，强调我们生活在一定的环境中，要根据自然环境的变化而改变，针对不同体质、不同气候和不同地域，运用不同的方法主动适应自然界的环境和变化，顺应自然、适应自然，这是天人合一观的重要部分之一，是健康的重要原则。现在常说的大健康指个人生理、心理、社会、环境相和谐的状态，被称为“四要素健康”。而中医对健康状态的解读包括：①形体健康。《素问·宝命全形论》记载：“人生有形，不离阴阳。”阴阳平衡和谐，形则健康。②心理健康。这是一种比形体健康更高层次的健康要求，属中医“神”的范畴。③社会适应性健康。这是人体健康的高级状态，是中医整体观念的体现。④道德健康。这属于健康的高层次范畴，《备急千金要方·养性序》中提到，道德可使百病不生，道德健康胜过服用药饵。品德高尚的人能遵守社会道德准则，正直仁义。如此，则可健康。

刘敏如教授虽已鲐背之年，却依然体态挺拔、精神矍铄。刘敏如教授把自己对生活的态度，总结为3个“自”，即自在、自律和自为。自在，即在生活中做到心态宽松，减少心理负担，兴趣多样，随性自在。自律，即生活上求自在，行为上却要自律。不是任性行为，要有底线，把握好自在和自律之间的尺度。自为，即自己要有所作为，和谐人际，有助他人。三者协调则是养生秘诀。

作为地道的成都人，刘敏如教授有着典型“川妹子”的豪爽之气。在生活起居方面，该睡，她就不拘泥于睡觉的时间、地点，到了九旬高龄依然是说睡觉就睡觉，说熬夜就熬夜。如果困了，就会马上放下自己的工作去睡觉；如果有工作必须加班，她甚至可以彻夜工作。她乘坐任何交通工具都能做到随时入睡，以养精蓄锐；当医生值夜班时，被喊醒立刻起床，事过倒头便入眠。在饮食方面，她可谓“百无禁忌”，并不像大家想的老年人就必须少盐少肉，她是想吃什么就吃什么，但不过量；保证基本营养摄入，每天吃鸡蛋、喝牛奶，保证身体蛋白质的摄入，而晚餐会多吃蔬菜水果，帮助消化；她平时也注意补充膳食纤维和维生素；不喜欢的食物，只要身体需要就不挑食，但也不会过食。

刘敏如教授认为，养生是综合的、动态的、自在的、宽松的、发展的，是在自觉或不自觉中形成的，没有什么固定的、硬套的养生方法。每个人的情况不一样，要因人而异、因地制宜，找到适合自己的养生方法。

九、传道之术

（一）人才培养方法

刘敏如教授在中医妇科教学方面颇具匠心，她参与历次中医高等院校教材建设，先后授业于成都中医药大学（原成都中医学院）本科班、大专班、成人教育班，以及全国中医妇科高师班、进修班、海外学习班，培养硕士研究生、博士研究生等不同层次的教学对象。她能因地制宜，因材施教，致力于提高学生独立思考、分析、解决实际问题的能力。她严谨灵活的教学方法深受学生欢迎，曾荣获教育部颁发的“巾帼建功奖”。她在全国中医妇科师资班的教学中，提出“师资班双线教学法”，在中医教学界颇有影响。在她的带领下，成都中医药大学中医妇科学科被评为国家级重点学科，是教育部授予的首批中医妇科博士点之一，刘敏如教授也被评为中医妇科首批博士生导师。她培育硕、博研究生重质不求量。成都中医药大学与香港东华三院于2020年联合开办特色中医妇科人才培养班——“刘敏如班”，强化中医经典教育，鼓励学员参加中医经典等级三、四、六级考试，国家级中医经典类比赛等，并为通过的同学提供奖励，以激发学生主动学习中医经典的积极性，养成诵习中医经典的习惯。同时，“刘敏如班”注重学生学术意识、创新思维和创新能力的培养，营造浓厚的科研及实践氛围，配备妇科优秀师资，鼓励及指导学生发表人类生殖疾病方面的专业性学术论文、申请人类生殖疾病方面的研究课题等，并对学生的科研学术成果进行奖励。被评为国医大师后，刘敏如教授担负传承使命，改革传授模式，积极支持刘敏如女科医系研究院

（深圳）、北京刘敏如中医女科研究所等的创建工作。她说："这是整合传承的新形式。"旨在进行女科医系教育文化、临床实践、新药开发等研究。以"直线式"（中医妇科临床思维与实践课程传承）与"方圆式"（周边辅助学科支撑）、近距离和远程辅导相结合的方式，在学术、临床、实践、做人等方面传思维、传理念，要求传活、传实、传精，为大家开悟、传道。她经常谦虚地说这是教学相长。对于培养传承弟子，她考核严格，传承内容宽深精实。她对招收传承弟子很严格：①单位推荐，经主管部门培养计划输送者；原培养已毕业的硕、博研究生愿再为弟子者。②经师父考核。③有淘汰制和延迟毕业制。④毕业时限 4 ～ 8 年。教学方式以在原职岗位学习为主，包括线上、线下授课，结合教材自学，定期参与临床，由成都中医药大学国医大师传承工作室与公证处发放入学通知和毕业证。拜师弟子不收取任何费用。拜师仪式上，弟子们需朗读大医精诚医训，而她自费赠送传承戒指，并告诫大家要"戒谀，戒伪，戒妄"，不忘初心。

（二）人才培养成果

她培养的硕、博研究生和 75 名传承弟子多已是岗位上的骨干力量，多服务在临床第一线，成绩斐然！其中，包括国家中医药管理局重点学科学术带头人 5 名，中华中医药学会妇科分会主任委员 1 名，副主任委员及常委数名，岐黄学者 3 名，获全国名中医称号者 5 名。

刘敏如教授 2002 年受聘前往香港东华三院、香港大学临床教研中心，任顾问中医师 13 年，在香港起到了传播中医的作用。香港中医界至今与之来往密切。为此，刘敏如教授成立了"刘敏如国医大师工作室"，与成都中医药大学共同举办"刘敏如班"，至今已 4 期，在成都中医药大学九年制学生中进行选拔，每期 20 人，教学工作情况良好。对于"刘敏如班"，刘敏如教授从班级的策划到学生的遴选，再到学生的教学计划制定及传道授业，无一不亲力亲为。截至目前，"刘敏如班"共计招生 4 届，成员 80 名。该班将院校教育与师承教育结合，是做好活态传承的一个重要举措，能够加强内地与香港中医药人才的交流。

刘敏如教授一辈子教书育人，桃李天下，现传承人和已拜师弟子 123 人，学生、弟子遍布美国、加拿大、意大利、澳大利亚等国家，以及我国香港、澳门、北京、山东、河北、广东、陕西、江苏、浙江、福建、贵州、四川等地，在中医妇科科研、教学、临床、中医药开发与研究、中医文献整理与挖掘、中医药与基因结合研究、中医药服务女性大健康等领域各有建树。做到了真正的传承精华，守正创新，造福社会。

（内容摘自《国医大师传承录》第二辑 353—381 页）

刘敏如学术传承谱

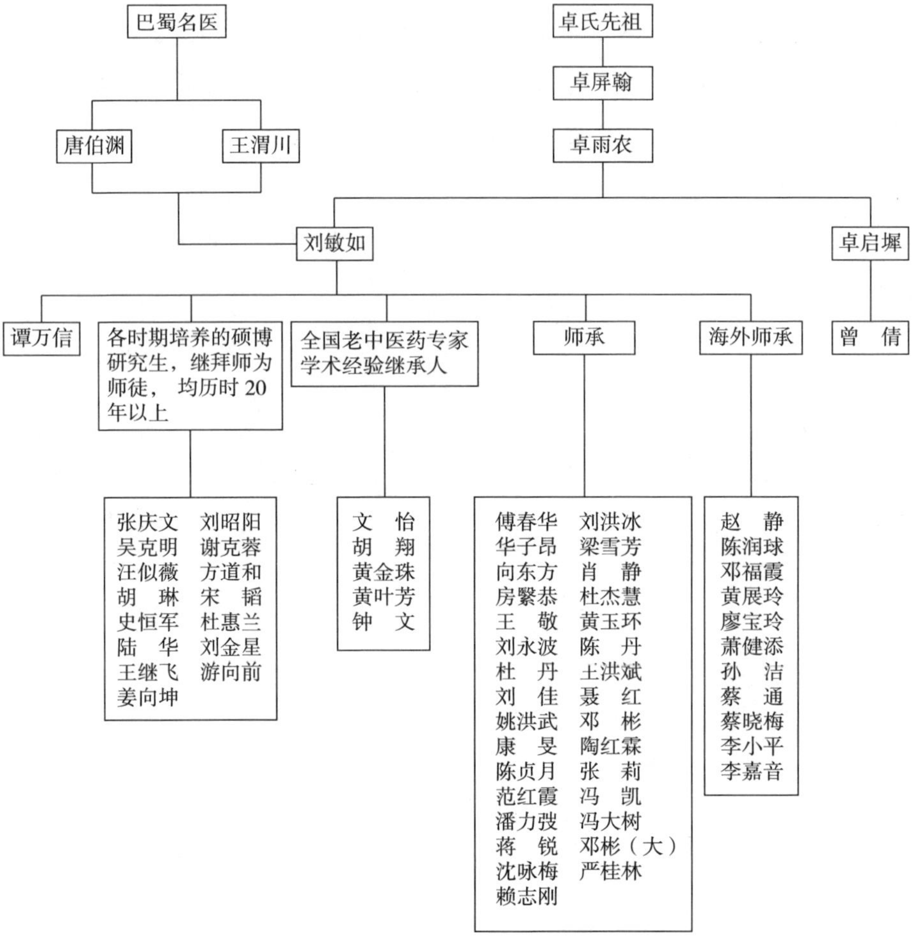

注：
一、刘敏如传承弟子来源有三方面：
1. 从 1984 年起硕博点培养又从师者；
2. 刘敏如获国医大师后公立单位推荐招收的、具有博导资历的传承人；
3. 国家中医药管理部门分配的继承人。
二、每位弟子经 4 ~ 8 年间断临床跟师和学术培养及大师考核，由成都中医药大学刘敏如国医大师工作室考核发出师证，并经国家公证处公证为传承人，其传承人均有任务。
三、现已出师传承人 75 名，尚有 48 名学生继续跟师。

（张庆文、胡翔整理，王爽编辑）

序

李克光

倏忽间，吾与刘敏如同志相识六十余载，对其耿介直爽之性、钻研开拓之功颇为赞赏。早年，吾奉调任教成都中医学院时，她刚毕业留校不久，尚在历练之中。因其勤勉好学善于思考，性格率直敢于发问，在卓雨农、王渭川、唐伯渊等女科名家的潜移默化及悉心指导下，教研水平提升甚速，堪称日新月异，渐形成自己的医教研特色，为其日后的成就奠定坚实基础。尤可贵者，她在管理方面也展现出颇强能力，给我留下了深刻印象。故而在二十世纪八十年代，四川省中医药管理局筹建之际，吾力荐她任副局长，她欣然应允。在其任上，为四川省中医药发展做出很大贡献，值得肯定。

“万事云烟忽过，百年蒲柳先衰”。遥记十年前，吾曾与她在围棋协会一晤，相谈甚欢。耄耋相聚，畅论养生延命之术，兴之所至，我将老年养生愚得“静宁观世态，淡泊养身心”书赠与她，“以介眉寿”。《礼记》言：“七十不与宾客之事。”如今吾已过百岁，日常深居简出，闭门谢客。但吾尚关注着她的信息，据悉她一直在全国各地为中医女科的传承和发展而奔走，做了很多实事，吾为之欣慰。

前些时，门徒马烈光专程诣吾寒舍，带来刘敏如同志的托付和资料，言其将再创新作《刘敏如女科承传医文集选》。吾闻之不胜感慨。

“莫为之前，虽美而不彰”。中医发展莫不赖传承，传承乃中医受术之基。吾之术，即源自家传及董师等前辈；刘敏如之术，源自建校时各位女科前辈大家。薪火相传，遂得永续不绝。中医之传承，在文，在悟。一部《黄帝内经》，研读者不同，所得亦不同，遂能分出伤寒、温病及其他学派。故中医传承亦重“文以载道”，集文以示前人论述之原貌，可供后人各自体悟，各有发挥，多路突破，齐头并进。因此，刘敏如新作，以集选形式成书，契合中医传承特色，嘉惠后学，其功匪浅，洵乃中医女科传承之宝也。

大作付梓之际，不揣鄙陋，爰志数语以贺之，并寄传承之望！

李克光

甲辰季秋

序

诸国本

医学女科的重要性，首先应该从人类学的角度去考察和认识。

38亿年前，地球上出现了单细胞生命体。经过漫长的演变过程，生物从氤氲中消长，人类从进化中成形，终于走在生命世界的顶端，以男女形态和交媾方式繁衍成长。中医学的天人合一观念，重视人与自然的相应联系，在医学女科中体现得尤为明显，对医学女科的发展具有根本性的指导意义。

从人类学的角度认识人体，中医女科是生命科学的源泉。一切对女性的探索、保护和合理调摄，促进了人类的繁荣与进步。然而长期以来，某些传统观念对女性社会地位及身心健康的束缚，对女性在恋爱、婚姻、生育、养老及家庭生活等方面的种种干扰，都造成严重不良后果，至今留有余痕。女性问题是一个国家和民族发展的根本问题，研究、关注和维护女性的生存健康是对人类文明进步的不可或缺的贡献。

早在殷商的甲骨文中，就有“育疾”（即妇女生育疾病）的记载。《史记·扁鹊仓公列传》讲述了战国时期名医扁鹊和仓公的故事：“扁鹊名闻天下，过邯郸，闻贵妇人，即为带下医；过雒阳，闻周人爱老人，即为耳目痹医；来入咸阳，闻秦人爱小儿，即为小儿医；随俗为变。”这不仅说明扁鹊的医术高明而且全面，也反映了当时的医学已有基本的分科。扁鹊对妇科、老年科、五官科、小儿科的疾病都能随时出诊，应对自如，以至誉满天下，载于史册。

之后，从长沙马王堆汉墓出土的《胎产书》，到唐代孙思邈《备急千金要方》的“妇人方”，宋代陈自明的《妇人大全良方》，明代王肯堂的《女科证治准绳》，明末清初的《傅青主女科》等，仅仅是女科一类，其古籍浩如烟海。这些古籍为中医女科奠定了基础。

近几十年来，随着社会发展和医学实践的积累，中医女科迎来了新的发展机遇，也取得了历史性的发展成就。其中，《刘敏如女科承传医文集选》系列的出版，站在人类进化的历史高度，以社会进步的宽阔视野审视女性大健康问题，为继承发展中医学提供了具有时代特点的学术思想和实践经验，是中医学基础理论守正创新、中医女科临床汇通求变的具有代表性的标志之一。

刘敏如今年已届 91 岁高龄。年轻时受教于成都中医药大学，受卓雨农、唐博渊、王渭川、黄绍芝等老一辈中医专家的亲自教诲和临床指导。在以后 70 余年的中医医业生涯中，深刻感受到中医文化是人类智慧的优质产物。中医学是我国的原创医学，为人类健康做出了不可磨灭的贡献。秉承扎实的中医基本功，在中医全科基础上，她专攻中医妇科学。她紧跟中西医学的前沿知识，以衷中参西思想为核心，在学术思维、学术内涵、学研方法上取得不少具有特色的创新成果。

中医的医学文献，存量巨大，汗牛充栋。但精华极多，糟粕也不少。既有不少遗漏，也有良莠不分，或错引错解。今天全面继承古训，首先要做一番系统整理工作。于是她在文献学研究的基础上，从整理女科文献开始，与助手黄玉环历经 8 年时间，编著完成《女科医典传承新编》一书。在编著时，刘敏如接受历史教训，实事求是，谨慎从事，克服“医籍鉴别难度大，创新评估标准少”等困难，不雷同于既往的医籍文献整理，体现了以“承”为先，承传统、溯源流、启发展的精神，达到回溯源头、去伪存真、去粗存精、正本澄源、发展创新的目的。

近两百年来，西学东渐。中医学与西医学互相碰撞，团结合作，各展所长。中医发皇古义，融汇新知，不少临床思维和学术观念需要深入讨论，取得共识，升华为理论，进入医学教育。刘敏如系统地梳理了她的学术观和健康观，认为“形与神俱以应天地是生命活态的基本表达”。在前人研究的基础上，提出“脑 – 肾 – 天癸 – 冲任 – 胞宫”女性生殖轴调控理论；“以肾为根，保阴为本”“以血为证”。她鉴于中医妇科疾病学发展滞后，提出盆腔疼痛证、盆腔瘀血证、女阴白色病变证等中医妇科新病种；对西医发现而中医尚未论及的新病种，主张做相应探讨，如西医妇科的“卵巢早衰”，她首先论证属中医妇科的“经水早断”；西医妇科的“多囊卵巢综合征”，她论证取名为“胞中脂膜壅塞诸证”，等等。她特著《中医妇科病种补遗研究》，从中医基本理论层面发展中医妇科疾病学。她的老师卓雨农主编的《中医妇科治疗学》，是刘敏如一生的专业指南。她专门撰写《卓雨农中医妇科治疗学方剂解读研新》一文，做了别开生面的创新解读。她的弟子整理她平生数万例医案，编著了《刘敏如医案实录》。按刘敏如的要求，其中既有有效验案，也有失败案例和不全记录案例，她一一做了求实分析。其他如《衷中参西大妇科学》《刘敏如柳丝杂记》等十几部著作，她都亲策亲力，和弟子团队教学相长，传承相长，努力完成她的传承使命。

刘敏如从事教学、科研、医疗工作70余年，是医、教、研、管复合型人才，是中医界承上启下的代表人物。她自幼受到全程普及教育、10年的医学教育及不同岗位的工作锻炼，为她的文化素养和专业修养奠定了基础。

在传承教学上，刘敏如提倡全面继承，立体带教。以导师为中心，老、中、青围成圆圈，医、教、研相互沟通，知识呈放射状散发，主题成圆心般凝聚。她认为，做学问志趣要高，基础要牢。练好通功，才有专功；建好塔基，才有塔尖。她认为一个人的教养决定其对事业的追求。人首先要有思想，有主见，有风骨，能独立思考，不随波逐流。中医的现代化，继承而不泥古，发展而不离宗。可以衷中参西，但中医不能西化。正所谓守正创新，守正就是要守住底线，防止异化，使创新有根有据。

凭借几十年的医学耕耘成果，特别是在中医女科领域取得的成就，刘敏如获得国家以及地方授予的多项殊荣，包括国医大师、中国中医科学院学部委员等。但她谦虚地说，人生重在贡献，不必看重浮名。她认为迄今为止编写的系列著作尚为粗浅之作。她注重实际，反对浮华。成为国医大师以后，她提出不让岁月走过场，不把“大师”当资本，不把“大师”当花瓶，把主要精力放在学术传承方面。她认为学术继承主要是传递思维、理念和基础理论，传经验要传活、传实、传精、传深。她主张因材施教，有教无类，打破门户之见和流派之别，接收不同专业基础的学生，以便于中医学的多学科研究，取得教学相长的效果。她十分重视学生的人品、文品、医品，提出戒谀、戒伪、戒妄的“三戒”原则，要求自己和弟子在人品、学品、医品上互督互勉。她思想解放，思维敏捷，兴趣广泛，善于合群。她老而康泰，忙而有序，动静有度，养生有道。她庄谐自若，医患如亲，桃李芬芳，下自成蹊。学生们誉她是“教学上的严师，生活上的慈母”。

在艰苦曲折的特殊年代，每个人脚下的路都是不平坦的，但刘敏如的一生，基本上是幸运的。她生于成都，攻于女科，立于讲坛，成于改革，临风而不着雨，盛名而不居功。晚年的她，非常欣赏著名英国记者、国际旅游诗人莫里斯的人生态度。有人问莫里斯，人老了是什么感觉？莫里斯回答说：“伴随着年老而来的宝贵的自由，如果我愿意，我可以看书、玩电脑一直到凌晨四点，然后再一觉睡到过午；如果我愿意，我可以独自一人听着五六十年代优美的旋律而翩然起舞；如果我愿意，我可以为我逝去的爱情一洒伤心之泪……”刘敏如的率真、洒脱、任性、执着，都很像莫里斯。她把她的学问、思想、作风甚至脾气全都传给了她的弟子。她的团队有功力和活力，更有风格和风采，像一股早春的清流，活泼而富有生机。

当代中医药的发展，面临很好的机遇，也存在诸多困难和问题。中医学术的守正创新，说来容易，实现甚难。既要防止丢失退化，也要防止效颦异化。面向世界，面向未来，刘敏如“爱我中华，兴我国医”“健康中国，从我做起”，将毕生心血凝聚在《刘敏如女科承传医文集选》系列著作中。这套著作以女性大健康为背景，以中医女科为核心，贯通古今，环视中西；总结自我，纵横团队；前承师友，后启来人；其内容浩繁宏博，结构奇中有正，策划匠心独运，最后达到立德、立功、立言的目的。刘敏如在多个场合呼吁，中医学发展要在传承传统经典理论的基础上，创造中医学的新观点、新学说、新理论。她在中医女科领域率先垂范，垒字成书，认真做到了这一点。当新书付梓之际，吾乐而为之序。

诸国本

2024 年 11 月 19 日

序

余曙光

我在四川省中医药文化发展促进会刘敏如中医传承研究专委会成立暨第四届成都中医药大学“刘敏如班”开班仪式上，见到我校终身教授、91 岁的刘敏如国医大师。她一如既往健康美丽，思维敏捷。她在讲话中说：“我还有劲做好传承工作……”我深受感动，深表敬意！作为现任校长的我对她甚是了解。

《刘敏如女科承传医文集选》系列丛书即将陆续出版，邀我为序。为前辈书作序乃是重任，思之再三，认识到于公之责，于私之敬，应对老教授予以支持。经过学习了解，我深感这是一部刘敏如教授历经 20 余年策划、亲任总主编的中医妇科书，一套符合“传承精华，守正创新”精神的系列著述，“体现中医学术高度的真实性、传承性、实践性，具有与时俱进的活态‘象’”。我深受教益！

刘敏如教授从医传道授业 70 余载，桃李满天下。作为中医领域的杰出代表，她不仅医术精湛，更是医德高尚。作为我国首位女国医大师，刘敏如教授在中医妇科领域的卓越贡献和深厚造诣，不仅为无数患者解除了病痛，更为中医的传承与发展树立了典范。近年来，刘敏如教授身负传承使命，改革传授模式，以中医妇科临床思维与实践传承为主线，以多学科交叉融合为支撑，深研与普及相结合，教学相长，提高了传承效果，引领中医传承模式的创新发展。这是她步入老年却文思喷涌、著述丰厚的基础。

承岐黄薪火，传国医精粹。这是我们中医药事业经久不衰、创新发展的要诀所在。刘敏如教授和她的弟子的系列著述，独具学术特色，为中医学术思想和临床经验传承提供了多维空间和崭新舞台，搭建好刘敏如教授学术思想传承的平台，进一步巩固和提升中医妇科医、教、研、管综合能力，不断推进与创新中医传承人才培养模式，不断促进复合人才及学科建设的发展壮大，是我们共同的责任，是四川省推进国家中医药综合改革示范区和中医药强省建设的学术支撑，也是著书立说的目的所在。

中医药的传承与发展任重而道远，更是新时代赋予我们的责无旁贷的历史使命。刘敏如教授是中医妇科领域的领军者，其学术思想与精髓是中医药宝库中的珍贵财富。

成都中医药大学将一如既往地支持中医药的传承创新工作，刘敏如中医传承系列丛书与传承研究专业委员会相得益彰，携手并进，共同努力，为中医药事业的繁荣发展贡献力量。

岐黄之志，薪火相传，国医精髓；千秋伟业，悬壶济世，福泽人间。

特此敬以为序！

余曙光

2024 年 11 月 20 日

INTRODUCTION 前言

《刘敏如女科承传医文集选》(以下简称《承传集选》)是当代中医大师刘敏如教授担任总策划的一套系列丛书。它不是单一的专著，但它比丛书集中，比选集宽泛，比专著系统。刘老特别强调：冠以“刘敏如女科”，不是“门派”属性，而是在守正中医学基本理论和临床实践的基础上，突出中医女科带有时代特征和独立见解的学术内涵。

刘敏如教授说：“我年轻时候，老师卓雨农告诉我，学习中医要正本溯源，取其精华，去其糟粕。尽管我在中医教、研、医工作中体会到中医文献的传承意义，但直到我步入老年，方才悟到卓老师教导的分量，可惜我至今未能做好！在内容认知、承传方法上，存在不少空白。还有大量的难题和困惑，迫切需要研究和整理，从中医文献、理论探索和临证实践中寻找答案。”

因此，刘老从 70 岁至今 92 岁的 20 余年间，著述 10 余种，以广阔的视野和深刻的经验，力求体现中医学术的真实性、实践性和传承性，喷涌内在的中医思维，描绘独特的活态“象”，展现与时俱进的风采。她不无感慨地说：“20 余年来，我在写作时需要大量的查新、记录、收集、整理等工作，全靠众多弟子和‘义工’志士组成的学术团队的努力配合，否则不可能有如此的学术累积。同时还依靠有关领导、海内外友好人士及忘年之交的多方支持。”总之，这套丛书是在刘老 70 余年辛勤耕耘的基础上，依靠学术团队绵绵不断的集体奋斗所结出的丰硕成果。除了体系完整、传承创新、结构独特、信息量大之外，具有聚焦集成、编辑新颖等学术特点。

《刘敏如女科承传医文集选》的第一部《女科医典传承新编》,

其先行的六部（《本草论》《基础论》《痛经论》《外治论》《不孕论》《闭经论》）重在溯源中发掘精华；《卓雨农妇科治疗学方剂解读》（上下册）承读师著，发挥研新；《刘敏如女科医案》实录经验，融会新知；《中医妇科病种补遗研究》是一部突破固步的首创著作，具有中医病种发展的意义；《衷中参西大妇科学》是女性大健康的学术支撑；还有《刘敏如中医之路七十年》是当代中医发展的历史见证；《刘敏如女科习用方》乃女科必备之书。这些著作均体现了承传集在中医女科学术上的承、传、扬一以贯之的逻辑思维。同时，书中不避讳传承创新存在的主客观问题，如医籍鉴别难度大、创新评估标准少等。这些问题都待今后深入研究。尽管如此，编者们不辞劳苦，广取资源，放眼未来，根于实践，不拘一格，不纠缠于各书体例不统一，编写格式不雷同等形式问题。目前已编著四部出版，六部紧跟完成，其余的将陆续完稿。我们深信，这套系列丛书是著者、编者和助力者对真实世界的贡献，具有承上启下的现实意义，有利于女性健康和新一代幸福生活，是一项千秋万代的事业。

由于全书内容庞浩，古籍近著兼收，编著过程较长，其疏漏、错误及不足之处，望读者指正。

特别鸣谢有关人士给予本套系列丛书的鼓励。

有关领导：李蒙、王国强、殷大奎、诸国本、李大宁、屠志涛、朱丹枫、田兴军、刘毅、余曙光、郑川、万德光、国锦琳、杨明、高存亮、陶海霖、王国辰、罗建、刘峻杰、李俊德、刘志龙等。

资深学者：马有度、李兴培、刘元洪、何光鉴、杨实诚、徐经世、肖承悰、哈孝廉、张吉金、国培、哈孝贤、刘德齐、冯大庆、夏中和、张如宾、周训论，以及何嘉琳、钱丹凝、陈佳月、李春清、吕松涛、宋刚、李刚、杨慧芳、李元庆等友人。

港澳友好人士：王定一、陈跃莊、冯柏乔、吴维新、杨淑贞、杨超成、何超蕸、梁景芳、苏佑安、邓明慧、曾庆业、李爱清、王立恒等。

附：新书预告

《刘敏如女科承传医文集选》系列著述：

一、《女科医典传承新编》

包括《本草论》《基础论》《痛经论》《外治论》《不孕论》《闭经论》

二、《卓雨农妇科治疗学方剂解读研新》

三、《刘敏如医案实录》

四、《中医妇科病种补遗研究》

五、《衷中参西大妇科学》

六、《刘敏如学术发言视屏录》

七《刘敏如柳丝杂记》

八、《刘敏如医生的故事》

九、《刘敏如临床习用方手笔》

十、《刘敏如传承人心悟录》

十一、《刘敏如医教研管行踪记》

十二、《中医之路七十年见证》

《刘敏如女科承传医文集选》编委会

2023 年 11 月 28 日

PREFACE 序

《女科医典传承新编》相关的文献搜集、整理与数据分析工作始于 2016 年。其目的是理清女科医系的发展脉络，追溯女科特有理论的源与流，去伪存真，精准传承，促进女科医系的发展创新。

我们的研究工作是以某个问题或某个疾病为核心，纵向地、大范围地收集相关历史医籍文献，并进行系统性的梳理和研究。

研究的范围从使用药物汇总及特征分析、方剂的汇集与综合对比分析，到梳理理论的溯源及应用情况等。

研究方法与研究工具，一是“以点带面”的文献研究方法为主导，二是充分利用现代的数据分析方法与软件工具，将以往用人力无法完成的大量的数据对比与分析工作交由电脑完成，我们只需对结果做出分析。

在这一过程中，我们下的是苦功夫、慢功夫，一点点分析琢磨。针对某个病种或问题点，如痛经、肾功能等，依线索将所能寻找到的有价值的历史医籍文献一一罗列，再录入数据库，从用药、方剂组成、证型、治法、理论源流等方面进行分析和整理。如为了理清女科用药规律及女科用药在女科治疗理论发展过程中的演变，我们建立了一个含 800 多味中药的数据库，其中包括某一味中药所在不同历史时期的主要本草文献中的记录。如果我们要研究汉唐的方，我们就调取汉唐时代的本草文献记录；我们要研究宋元的方剂，就调取那一时代的文献记录。以这种方式来一点点地开展研究，力图展现并回溯那个特殊的历史时期的用药规律、理论渊源及医家写下并记录这些文字时的灵感闪现。这是一项有趣的工作，可以历久而不烦心，会在眼前渐渐呈现出一张清晰的历史脉络图。上面标识着中国医药历史发展进程与女科发展历史中，中医人耗心竭力而汇聚成的点点繁星，光耀后世。

我们用力最深、耗时最多的有两处：一是女科常用中药的整理；二是对女科主要涉及的、中医基础理论中的部分核心问题从源到流的整理与分析。

首先，对女科中药整理的基础是要先摸清楚女科疾病的用药规律。比如每个时代哪些中药是常用的？后代又有什么变化？它需要进行大量的基础数据录入、计算等工作。然后是对中国历代的本草文献进行梳理，理清其源与流，这样才能选取最有代表性的、某一时代的医家最可能参考的著作，防止做无用功，或是研究结果出现大的偏颇。偏或不全的问题是难免会存在的，我们只想尽力纠正这种偏，尽可能地全，而使其不断趋向于“正”。女科中药的研究整理，是对女科各病种所使用方剂进行分析的基础性工作。

对女科所主要涉及的、中医基础理论中的部分核心问题从源到流的整理与分析，是一项会不断产生惊喜与疑惑的工作。如肾、三焦的功能，冲任督带的作用。如“冲脉从动气生”“督脉过心”“任督相交”“三焦之气发腠理”等。单独看某一部文献中的记述，可能会发现问题，但将很多文献汇总起来再看时，它就会自动形成一条条解决问题的通路，令人欣喜。

在发现问题，并一步步解决问题的过程中，我们所发现的具有代表性的问题主要有以下几个：

一、中医发展历史进程中的“断层”现象

我们亦将之称为中医发展过程中的“非连贯接续”现象。当我们从历史发展的角度，审视中医发展进程，发现不管是中药，还是方剂，还是中医的

理论，都存在一个“非连贯接续”的现象，即“断层”。时间大概在“五代十国”，从唐末到北宋150余年的战乱时期，这一段时间新出现的东西少，且在这之前的理论和用药与在这之后的理论和用药差异较大。虽然都是在中医这个理论体系之内，但也有前后不能贯通之说。

这种现象在中药方面体现得比较明显，主要是对药物的认识不同。现以当归为例。

汉《神农本草经》：“味甘，温。主咳逆上气，温疟寒热，洗洗在皮肤中，妇人漏下绝子，诸恶疮疡，金疮，煮饮之。一名乾归。生川谷。”

汉《名医别录》：“味辛，大温，无毒。主温中，止痛，除客血内塞，中风痓，汗不出，湿痹，中恶，客气虚冷，补五脏，生肌肉。生陇西。二月、八月采根，阴干。”

二者皆成书于汉，内容有可见的相似性。

唐《新修本草》：“味甘、辛，温、大温，无毒。主咳逆上气，温疟寒热洗洗在皮肤中，妇人漏下绝子，诸恶疮疡，金疮，煮饮之。温中止痛，除客血内塞，中风，汗不出，湿痹，中恶，客气虚冷。”

该书为官修本草，被誉为“中国第一部由政府颁布的药典，也是世界上最早的药典”，与汉代本草一脉相承。

宋《本草衍义》：“《药性论》云：‘补女子诸不足。’此说尽当归之用矣。”

该书成书于宋，《药性论》成书于唐，但这里有引用错误，其完整的原文是“止呕逆，虚劳寒热，下痢腹痛齿痛，女人沥血腰痛，崩中，补诸不足”。“补诸不足”与《名医别录》的“补五脏”意义相近，但与“补女子诸不足”相去甚远。“补女子诸不足”应视为《本草衍义》作者寇宗奭的个人观点。

元《汤液本草》：“易老云：用头，则破血；用尾，则止血；若全用，则一破一止，则和血也。入手少阴，以其心主血也；入足太阴，以其脾裹血也；入足厥阴，以其肝藏血也。头能破血，身能养血，尾能行血。用者不分，不如不使。”

《汤液本草》作者王好古，为易水学派的创始人张元素的弟子。今人对当归的认识与此书有很深的渊源。

从以上文献中我们可以看到，当归的主治范围明显缩小，由汉唐时期的温中、发表、除痹、补虚、止呕、止痛、疗疮、可治妇人下血，变为宋金元时期的“活血养血”“补女子诸不足”。这个转变过程过于突然。中药方面这种例子还有很多，如地黄，《名医别录》中言其可“破恶血，通血脉”，到了宋元时期，就变成了“凉血补血，被肾水真阴不足”（出自《药类法象》）。前后文献记载的变化过程不够连贯，接续有困难。这一问题是否由于我们今天见到的文献亡佚较多所引起的呢？并非如此。因为虽有文献亡佚，我们仍能找到每个朝代的代表性本草著作。我们又对中医理论、辨证原则方面的文献进行汇总，汇总的结果佐证了这一“断层现象”的存在。它不仅体现于中药，还体现于中医理论的其他方面。

如以闭经为例。我们先统计了由汉至唐的文献中所有有关闭经的病因病机内容。那个时期是以辨病因、病机为主的，不会总结为后世我们常见的诸多证型。病因病机是立体的描述，辨证更倾向于病机发展过程中某个时期矛盾的集中体现和治疗切入点。统计后发现，提及因胃气虚导致闭经的内容只有 1 条，涉及经脉（主要是冲任、胞络、手太阳经、手少阴经）的占大多数；其他脏腑未有提及，仅提到了“肝脉”，这属于脉法的内容。

到了宋金元时期，虽前代医书仍存世，也有记录，但在闭经的病因病机分析与治疗上开始重视脾胃等脏腑。最关键的是整体辨证思路的改变，从以经脉入手的病因病机分析，突然转变为从脏腑的角度进行分析。这样的转变其背后存在着对于人体运行机理的不同认识。女性的生长发育、孕育胎产等过程与经脉的关系非常紧密。在汉唐时期，人们常常是从经脉的角度来认识、分析这些问题的。从宋金元起，转而从脏腑入手。

如果我们再进一步去研究中医一些基础理论中的概念在各个不同历史时期的文献记录，这一“断层现象”的演变线索会变得更为明晰。例如：

在早期的中医理论中，“命门－肾间动气－冲脉”是一个密切联系的轴。这一理论在唐代的影响较大，《黄帝内经太素》中有非常多的相关论述。从这一理论出发来解释冲任、胞宫、胞络等的关系比较容易。冲为血海，为五脏六腑之海，而冲脉从动气生……同样是命门、元气之类的概念，两宋、金元时期多论“命门－相火－三焦”，又引入了丹田、君火、相火、水之精、坎之气等理论要素，务要使中医生理活动的运转过程与术数理论中坎离、君相之说相符合。这就由务实转为务虚，脱离了人体的经脉体系，很难解释命门、相火、冲任的关系。它们与女性经带胎产、生理病理变化过程的关系很难直接讲清楚。医生只能从命门、肾、脾、胃、元气、肝、胆等的相互关系中间接地去解释这个问题。

产生这一现象的原因，百余年战乱与割据引起的医籍亡佚与人员（医生）、物资（药物）的交流困难是大的时代背景因素，某些医家所代表的医学流派及重要典籍的“消失”可能是主要原因。如《汉书·艺文志》所记载的《扁鹊内经》《扁鹊外经》《黄帝内经》《黄帝外经》《白氏内经》《白氏外经》《白氏旁篇》，今天我们只能看到《黄帝内经》，余书皆已亡佚。而北宋时期的医家比我们能看到的还要少，仅能看到《黄帝内经》中的《素问》。《灵枢》在北宋以前亡佚不传，至北宋元祐年间才由高丽回归，此即今流传的《灵枢》之祖本。而直到南宋时期，史崧所献《灵枢经》二十四卷本，才使此书得以再次广泛流传。众所周知，《灵枢》所载内容多与经脉相关。这或许可以解释上述中医发展过程中的“非连贯接续”现象，即“断层”现象产生的一部分原因。另外，《黄帝内经太素》这一体现唐代医学理论水平的重要医籍在宋金元时期也是没有广泛流传的，很可能当时已经亡佚。现在我们看到的《黄帝内经太素》一书是在民国初年，由中国驻日大使馆官员杨守敬由日本手抄带回中国。因医籍之亡佚，交流之困难，宋金元时期的医家不得不另辟蹊径，或许这也是我们今天的中医理论体系得以丰富的原因，抑或是“断层”现象产生的原因。

二、如何更深入地理解古医籍中的方剂与药物

我们分析一个方剂和其中的药物，目的是学习其治疗方法及用药思路，或是进一步探究其与辨证、病因病机之间的关系。这就要求我们了解其时代背景。这里面又包括很多细节，如某位医家在创立这个方时，他能看到的本草医籍可能有哪些，那个时代的中医理论有哪些基本的特色，他可能受到哪些医家的影响。或者更深入一点，那个时代的工艺水平、炮制方法等。更有甚者，还需关注某个历史时期的社会中有哪些特殊的“喜好”，如魏晋时期的服金石之风。如此既需细致，又要广泛，需要我们不断地花时间去探索、去总结。

例如，《金匮要略》的方剂，需参看《神农本草经》与《名医别录》。《备急千金要方》的方剂可参看《新修本草》或《千金翼方》的本草部分。宋金元的方剂，《珍珠囊》及《汤液本草》是重点，其次是《本草衍义》。明清的方子，如果医家本人写过本草学著作，则参看其本人作品，无则可先参看《本草纲目》。这一时期的本草学著作较多，作者阐发的角度多有不同，但仍建议以《本草纲目》为起始点。《本草纲目》未载的药物则看《本草纲目拾遗》或《滇南本草》等地方性本草学著作。

研究李东垣，需同时参看张元素和王好古的著作，他们有师承关系。可能一本书未讲透的点在另外一个人的著作中会写到。钱乙不仅仅是一位儿科专家，他的立方思路对整个时代都有影响。他用五脏五行的方式来辨证立方，精于术数。这在《宋史》上有相应的记载。

汉代的炙甘草，之所以叫炙甘草，因为真的是以“烤”来炮炙。那个时代还没有铁锅来炒甘草，所以与后世之蜜炙甘草不同。橘皮在唐代不分新、

陈，也未有陈皮一说。见到“桂心”一说，当知它实际是去掉了粗皮的“肉桂”，而不是桂枝。金石类药物的运用在唐代是一个高峰，这是受魏晋服食之风的影响。金石类药物药性悍烈，但用之得当也确有奇效。后世文献的追寻，在道医类文献中较多，一般的本草书中则记载较少。

最不应出现的一个错误就是用现代中药学中的归经理论去分析汉唐及宋金元时期的中药，原因是归经理论始自张元素，但他的归经理论是与药物的阴阳理论相衔接的，并且是以药物的阴阳理论为基础的，更倾向于升降浮沉之说。如论某药是阳中之阴或阴中之阳，然后才是引经报使。与后世的某药入某经，实为药物作用的归属部位的观点有很大不同。

药物的功效是理论总结的结果，但谈中药既需要看功效又要了解主治。部分药物主治的内容并不在药物功效所概括的范围内，如白术可“利腰脐间血”，此记载出自《名医别录》，有医者用大剂量白术治腰痛，已验证有效。早期本草文献中所列“主治”是值得重视的，是临床经验的总结。

三、冲、任、督、带四脉不仅是通路，更有其特殊功能

奇经八脉的独特性主要体现在两点：一是它们的走行。它们的走行不像十二经脉那样的规律，更为复杂，所经历之脏腑更多，还会出现与十二正经并经而行的现象，尤以冲脉最为明显。冲脉分为三支，其上行的一支和下行的一支都会并少阴经而行。在走行过程

中，任督二脉还会出现同时走身前和身后，形成环形相交循环往复的现象。这部分中医文献可与丹道修行的相关文献相互印证，《奇经八脉考》中也有记载。它们的走行是与其功能相配合的。二是它们并不像十二经脉一样，主要是作为气血的通路和联络的媒介，反而像脏或腑一样具有自己独特的功能。这部分的内容是有确切文献记载的，主要是在《灵枢》和《黄帝内经太素》之中，其他隋唐时期的文献也有涉及。以冲任为例：

1.任脉

①《黄帝内经太素》曰："此脉上行，为经络海，任维诸脉，故曰任脉。"

②唐代杨玄操曰："任者、妊也，此是人之生养之本。"

2.冲脉

①《黄帝内经太素》曰："冲脉从（肾间）动气生。"

②《黄帝内经太素》曰："冲脉，气渗诸阳，血灌诸精。"

③《灵枢》曰："夫冲脉者，五脏六腑之海也……渗诸阳，灌诸精。……渗三阴。"

④《灵枢》曰："冲脉者，为十二经之海。"

⑤《脉经》曰：冲脉者，阴脉之海也。

3.冲任共同作用的功能

①《黄帝内经太素》曰："二脉并营心包……任冲二脉气血俱少，精气尽，子门闭，子宫坏，故无子。"

②《诸病源候论》曰："此二经（手太阳经、手少阴经）之血，在于妇人，上为乳汁，下为月水，冲任之所统也。"

③《灵枢》曰："冲任不盛，宗筋不成（杨上善注：宗筋即二核及茎也）。"

④《黄帝内经太素》曰："任冲之血独盛，则澹聚渗入皮肤，生毫及毛。毛，即须发及身毛也。"

可见生殖功能的完成，无论男女，皆与冲任二脉关系巨大。它是与人体"肾间动气"直接相关的。冲脉是从动气生。冲乃盛壮之意，"其气壮盛，故曰冲脉"（《黄帝内经太素》）。因其气壮盛，故才可以"气渗诸阳，血灌诸精”“渗三阴”。人们习惯上认为奇经八脉之气血是从十二经脉、十五络脉满而溢出。这种观点与诸多汉唐时期的文献记载有不相符之处，值得深入思考、研究、印证。

四、三焦功能与元气的关系更为密切

三焦功能的重要性，在于其通行“元气”，为“元气之别使”“经营五脏六腑”。它不仅是通路，更是发挥作用的场所。它不是一个单纯的腑，更是贯通上下、内外，联系了诸多脏腑功能的作用集中点。而它之所以有这样的功能，核心仍是“元气”。元气有着引导、推动的作用。上焦与心肺的功能、中焦与脾胃的功能、下焦与肝肾的功能是相互交叉在一起的。重新认识三焦，有助于深入认识并理解五脏六腑功能的相互配合与统一性。

三焦重要性的另一点体现是它与心的关系，三焦与“心主”相表里（《难经》）。心主即“心主之脉”，心之包络。三焦又源于肾间动气。在一定程度上，可以说三焦沟通了肾与心、精与神。

五、脏腑辨证与八纲辨证之外的新思路

一个新的辨证视角、治疗方法的起点，往往对我们是新鲜的，

但对中医漫长的历史而言可能是有人经行的，是可以顺着前人的脚步前进的。

①从辨证转为辨病因和辨病机，细究疾病的产生和发展过程，推荐《诸病源候论》。这本书记录了那个时代人们的辨病思路，并掺杂了今人未必清楚、了解的一些基础理论内容。

②选择组方药物时，要注意其历代本草中曾列出并反复出现过的“主治”。如麦冬“止烦躁”，薏苡仁“主筋急拘挛，不可屈伸”，五味子“强阴，益男子精”，旋覆花“消胸上痰结唾如胶漆，心胁痰水，膀胱留饮”，槐角治“子脏急痛”，柴胡“主心腹肠胃中结气，饮食积聚”，川芎“疮家止痛”等。

③从经脉的角度重新思考疾病病位与传变过程，尤其适用于女科。如某医治疗乳汁过多，从很多角度治疗皆无效，后采用了养心之法治愈。依汉唐时期的理论，“手太阳小肠经、手少阴心经之血上为乳汁，下为月水，皆冲任之所统”，乳汁和月水的问题是可以从心来论治的。

④五行理论虽然贯穿于中医的基础理论之中，但用药方面比较难以把握。有两部书在依五行而用药方面比较精当，一本是钱乙的《小儿药证直诀》，一本是敦煌遗书《辅行诀脏腑用药法要》。

在整理古籍完成《女科医典传承新编》中所发现的这些问题，不只存在于中医女科领域，可能是中医各科的普遍性问题，希望有更多的中医药研究者深入这些领域进行探索和研究。我们在这里做的工作主要是抛砖引玉，希望对研究者有所启迪。

《女科医典传承新编》编委会

2023 年 8 月 18 日

编写说明

中医药学是在中华文化长期锤炼中不断汲取各时期的哲学、天文学、数学、地理、军事等知识而传承发展起来的，中医药历史文献整理是继承发展中医药的首要任务。有关中医药文献整理研究历来受到中医药学术界重视，而且中医药各学科已有不少整理研究，但多按传统方法梳理历代文献，免不了堆砌庞杂，所以中医药文献整理的内容与方法一直是值得研究的课题。特别是内容的去伪存真与整理方法的突破可以说是中医药文献整理的一项改革工程。

编写这部《女科医典传承新编》，目的是为女科医系的发展脉络正本清源，追溯女科特有的理论与临床辨证遣方用药的真实原创，去伪存真，精准传承，促进“女科医系”的发展创新。

本书的编写，以新的文献研究方法为主导，数据分析技术为辅助，二者有机结合，实现中医药文献整理的突破，现分述如下：

一、以“以点带面”的文献研究方法为主导

流传至今的中医女科古代医籍，总数量并不多，仅数百部，但涉及中医女科的中医古籍数量却非常庞大，本草、方书、医经、脉学、针灸……几乎无书不论女科。如何用最短的时间找到最有价值

的信息，并找到这些零散信息之间的内在联系，是每一个中医药人都会面对的问题。

“以点带面”——先圈定重点古籍，确定所选医籍的基础范围，在此基础上逐渐向外扩展的方法——是解决这一问题的极佳途径。即首先圈定在中医女科发展进程中最有影响、最有代表性的医籍范围（初期共48部，包括《山海经》《史记·扁鹊仓公列传》《胎产书》《黄帝内经》《针灸甲乙经》《黄帝内经太素》《神农本草经》《金匮要略》《外台秘要》《褚氏遗书》《经效产宝》《产宝诸方》《坤元是保》《妇人大全良方》《四库全书提要》《医学衷中参西录》《沈绍九医话》《妇科治疗学》《王渭川妇科治疗经验》《唐伯渊医案》等）。在此基础上向外扩展，以点带面。不在初始阶段对研究可能出现的结果和各种情况做任何预设，而是像寻宝一样，依其所提示的线索，逐步有序地开展文献检索工作，扩大或缩小工作范围。零散的信息会逐步聚拢、汇集成重要的节点，点会连成线，以揭示中医女科发展脉络，提示中医女科及中医药发展史上的每一个重要节点。在此基础上，我们再对同一线索下具有某些共通特征的相关文献进行多维度的对比研究。

这种文献研究方法突破了辨伪、辑佚、校勘、集注等传统文献研究模式，既是继承又是创新。它充分利用了百年来中医文献学者们的研究成果。在大量电子化的中医古籍以及各种出土、回流的古籍珍本中，又从历史发展的全新角度审视它们，从中寻找中医女科发展的历史脉络。

本套丛书的一个重要特点是所选录的文献范围并不是固定的。它有两个范围，一个是基础的文献范围，涵盖了女科发展进程中占有重要学术地位的医籍文献。第二个是根据所探索的主题，由已知文献范围内搜集到的线索向外扩充，不设上限，也不仅仅在中医古籍范围内进行查检，所涉及的可能是丹道相关的文献，也可能是历书或是前人杂记。

接下来，我们将研究过程中所使用过的重点文献，做一个概要性的介绍。

①《胎产书》：该书是长沙马王堆汉墓出土的帛书，为现存最早的妇产科学专著。

②《五十二病方》：长沙马王堆汉墓出土，是已知我国最早的医学方书，

有妇产科及儿科内容。现存最早的女科外治法记载便出自这部书的“婴儿索痉”。

③《养生方》：该书于长沙马王堆汉墓出土，是一部以养生为主的方书。其中有滋阴壮阳、房中术等方面的内容，也有阴部肿胀的治疗方。此书有阴道纳药的记载，早于《金匮要略》。

④《金匮要略》：东汉张仲景著《伤寒杂病论》，成书后不久即散失。北宋时期，一位叫王洙的翰林学士在馆阁残旧书简中发现了《伤寒杂病论》的残本，叫作《金匮玉函要略方》，有伤寒、杂病及妇科内容。后林亿等人对此书进行了校订，重新编次，删去了伤寒部分，只保留了杂病及妇科部分，即我们今天看到的《金匮要略》一书的祖本。其中妇人病三篇，提到了妇人三十六病，为妇科常见病、多发病，是中医女科辨证治疗的起点。其方剂的组成与《备急千金要方》《千金翼方》中所记载的方剂有相似之处，可互参。

⑤《神农本草经》：该书非一时一人之作，约在东汉集结整理成书。马继兴先生的观点是，该书“包括了夏、商、周各代，初期简帛医籍中广大劳动人民在医疗实践中所累积的药学成果，而其基本定稿至少不晚于战国末期”。该书在药物作用的记载中，明确指出了可用于治疗哪些妇科疾病或症状。这一部分内容又可与《名医别录》《本经集注》《新修本草》等书相互印证，是必不可少的文献资料。

⑥《名医别录》：该书是现存最早的一种较完整的《神农本草经》补注本，增加了药物品种，对《神农本草经》所记载的药物、药性及功用有新的思考。故同一种药物在这两部书中所记载的药性可能是不同的，而功用会相近。《名医别录》的内容较《神农本草经》更易读懂，讲解更为详细。这也是一部由诸多医家创作，最后编集整理而成的本草著作，主要内容约完成于东汉末年至三国之间。它也是阅读《伤寒论》《金匮要略》的必备参考书。

⑦《吴普本草》及李当之《药录》：李当之及吴普皆为华佗的弟子。这两部书均已失传，是清代学者从其他各种文献中辑佚而出

的。其重要性在于可从中窥见扁鹊、华佗这一派的学术观点。他们对药物的药性、主治功能等多有发挥。

⑧《脉经》：该书为晋代王熙（叔和）所撰，是一部非常重要的诊脉学著作。其中保存了大量的古医籍内容，但相当多的部分今已失传。可与《黄帝内经》《难经》《黄帝内经太素》等书相互印证。

⑨《褚氏遗书》：南齐时期褚澄编，系唐朝人从褚氏椁中发现石刻，后整理成书。内容不长，观点清晰明了，尊重女性，发前人所未发。

⑩《诸病源候论》：该书为隋代太医博士巢元方为首的医官所撰。全书将疾病分为67大类、1737候，内容非常全面。详列内、外、妇、儿各科多种病症的病因及病机分析，附导引法，但针灸、方剂等治疗方法较少。治疗上可参看《外台秘要》《医心方》等书，都大量引用了《诸病源候论》的内容，并附有方剂。该书体现了那个时代的医学水平。其对疾病病因及病机转变过程的分析非常值得参考。需要注意的是，它所构建的医学理论体系与今人所熟知的体系是有区别的，有些内容晦涩难懂。

⑪《备急千金要方》及《千金翼方》：唐代孙思邈所撰。此书参考了大量唐以前的医学文献，结合孙氏本人的医学观点而写成，是一部综合性医书，内容丰富，有非常高的文献价值和医学价值。例如，作者引用了《华佗神方》的内容，证明华佗一派的医书曾经传世；引用了《伤寒论》，成为《伤寒论》的一个重要传本系统。需要了解的是，我们今天看到的这两部书是经宋代林亿等人校订的，非它的原貌，也不是它的全貌。从现有资料看，它的用药受到《伤寒论》等书的影响，又自成体系。一些在《黄帝内经》中仅有只言片语的理论性内容，常常在《备急千金要方》中可以找到后续。

⑫《外台秘要》：唐代王焘所撰。该书是在广泛收集前代文献的基础上编撰而成，卷帙浩大。它在内容上与《诸病源候论》《备急千金要方》皆有重复之处。因《诸病源候论》《备急千金要方》等书在流传过程中都有所缺失，故《外台秘要》的文献价值显得尤为突出。

⑬《徐之才逐月养胎方》：北齐徐之才撰。其内容保存于《诸病源候论》和《备急千金要方》之中，它是在帛书《胎产书》的基础上补充而成。

⑭《医心方》：928 年，日本人丹波康赖撰，它保存了大量在中国已亡佚的医籍内容。

⑮《经效产宝》：该书又名《产宝》，唐代昝殷撰。原书论述胎产诸病证治，分 52 篇，载医方 378 首。北宋末年，有人在刊行《经效产宝》一书时将时贤的《产经》、李师圣《妇人产育保庆集》等混入，作为续编。故此书虽撰于唐，但其内容为唐宋医籍之合刊。陈自明撰写《妇人大全良方》时曾引用此书的部分内容。

⑯《太平圣惠方》：该书是一部大型官修方书，北宋初年由医官院在全国征集经验医方的基础上编纂而成。它虽是方书，但保留了大量的理论内容，值得细读。

⑰《圣济总录》：该书是北宋时期另一部大型官修方书，但因撰成于北宋末年，未经刊刻北宋便已被金所灭。它的初刊本刊于金朝大定年间，后元朝又曾再度刊行，内容较《太平圣惠方》更为全面、细致。北宋时期，已知的妇科医籍多被收入《太平圣惠方》《圣济总录》，单独传世者甚少。

⑱《普济本事方》：南宋许叔微撰。该书载方 300 余首，皆临床各科试验有效者。成书于作者晚年，叶桂曾对此书加以评释，有《本事方释义》一书传世。

⑲《三因极一病证方论》：南宋陈言撰。该书是宋代一部重要的、有代表性的方书。

⑳《严氏济生方》：南宋严用和撰。该书是宋代另一部重要的方书，所录妇科内容较其他相类似的方书更多。

㉑《妇人大全良方》：南宋陈自明撰。该书是在广泛收集各家妇产科方论的基础上编撰而成，并加入了作者的个人见解。作者于晚年又做了部分补充。该书是一部重要的妇产科专著，对后世影响非常大。明代薛己曾对此书进行校释，名《校注妇人大全良方》，这是医者学习妇产科的必读之书。

㉒《女科百问》：南宋齐仲甫撰。该书用一问一答的形式论

述经、带、胎、产诸证，用语精妙，简洁易懂。遗方多有可取之处，值得细读。

㉓《儒门事亲》：金代张从正撰。本书收载张氏医论、医案 30 篇，亦有妇科内容。

㉔《格致余论》：元代朱震亨撰。该书涉及女科部分多有创见。

㉕《丹溪心法》：本书是在杨珣整理朱氏遗文的同时，收载戴原礼等人的论述编辑而成。书中有妇科内容，其用方和治疗思路对后世影响较大。

㉖《兰室秘藏》：元代李杲撰。本书是李杲去世后由罗天益撰序刊行，女科内容较李杲的其他著作略多。

㉗《女科证治准绳》：明代王肯堂撰。本书流传较广、影响较大，汇编了前代的妇产科成就。明代武之望的《济阴纲目》是在该书的基础上改编而成，内容相似度高，但更有条理。

㉘《沈氏女科辑要》：清代沈尧封撰。本书也是在汇编前代妇产科成就的基础上，加以个人见解而成书。这本书对后世的影响较大，王孟英和张山雷分别为其作注，对临床医生来说值得一读。我们现在所看到的版本，大部分是王氏作注的本子，在书中有明确标示。张山雷作注的本子名为《沈氏女科辑要笺正》。

㉙《傅青主女科》：该书系陈士铎从傅氏生前所撰的《辨证录》卷 11、12 中摘出，影响极大，传本甚多，为妇科必读之书。傅氏用方及理论有受道医影响的痕迹，用方极简，言理往往也只有寥寥数句，却是精妙巧思，发人所未发。读《傅青主女科》建议兼读《辨证录》全本，更易理解傅氏用方及辨证思路。傅氏的医学思想受道家的影响，有丹道的影子，补阳药的选用与配伍可窥其端倪。

㉚《竹林寺女科》：该书是杭州萧山竹林寺僧所撰写的妇科著作。最初是由“窃录”而得的秘本，后又有多种刊本并行于世。我们今天所看到的这部书多是几种影响较大刊本的合刊本。它的特点是对妇科经、带、胎、产诸证的分类较他书更为细致，如将女性的“经证”按年龄进行划分，符合临床实际，用方亦简洁明了。

㉛《妇人规》：明代张介宾撰。张介宾是研究《黄帝内经》的大家，此书中他于妇科理论多有发挥和创见，属于妇科必读之书。

㉜《医宗金鉴·妇科心法要诀》：清代吴谦等撰。本书是由政府组织编撰的一部医学丛书，内容简洁明了，选方平和，有清代医学教科书的性质。

㉝《女科经纶》：清代萧埙编撰。本书资料非常丰富，但少创见。

㉞《妇科玉尺》：清代沈金鳌编撰。该书亦是以汇集前代资料为主，少创见，有资料价值。

㉟《达生篇》：清代亟斋居士撰，这是一部多有创见、学术价值颇高的产科专著。

㊱《血证论》：清代唐宗海撰 。本书成书于清末，作者是中西汇通派的代表人物之一。他对血的生成、功能、作用有详细论述，富有创见。中医历来有“女子以血为本”之说，故此书对理解女性之生理、病理，以及经、带、胎、产诸证有重要的参考价值。

二、运用“以经注经”的方式，解决基础理论系统梳理中的难题

“经”不仅是中医学的经典著作，还可以像成无己那样，以《黄帝内经》等经典注《伤寒论》。我们需要在此基础上，利用中国传统文化的经典著作如《诗经》《说文》《吕氏春秋》等相关内容来注释中医学的经典，解决我们在中医学范围内难以解决的一些问题，包括中医基本理论的缺如和含糊不清问题。如：需要了解二十八宿计时法，才能解决营卫运行的具体时间；需要运用训诂学的知识对文

字进行深入解读，才能渐次理解何为“三焦”；需要用《难经》与《黄帝内经》中的内容进行对照、注释，才能一步步理清上、中、下三焦的具体功能及其发挥功能的必要条件等。这就比传统文献整理方法更能体现中医药学源于中华文化及认识生命健康与疾病的动态思维特色。

这一方法的运用主要见于《基础论》中，如“三焦源流考辨”“肾与其他脏腑、经脉之关系”“冲、任、督、带四脉走行与功能的系统梳理（唐及唐以前）”等。

初步理清了三焦与营卫一些悬而未决的基本问题，并对肾的诸多功能及它与各脏之间的关系进行了系统梳理，亦对奇经八脉体系里文献中有明确记载但一直未引起足够重视的内容进行了说明，以期有利于临床辨证拓展思路。

以上所运用的方法，训诂学的、天文学的、术数学的……以及“以经注经”等等，都不是全新的，是历代先贤运用过的。我们只是创造性地将其结合在一起，不再只是对经典进行注释，而是试图从新的视角，站在新时代的高度，为满足我们新的需求，解决我们亟待解决的问题。我们想知道中医的基本理论、基本概念等，在它产生之初究竟是怎么样的，它的本来面目是什么……这些是埋藏在每一个中医人心中，一直悬而未决，似清楚又模糊的问题。我们运用这些方法研究，可能不是最佳选择，也可能我们在运用过程中会找到更好的方法。但不管怎样，我们每前进一步便不会后退，因为我们踩在先贤的肩膀上，足够稳、足够真实，后来的人也将踩在我们的肩膀上前进。这就是从认识思维到创新思维的过程，以升华对事物的再认识和再发展，也是中医继承发扬的必然过程，是为了更好地发展。

三、立于古人视角，对妇科常用中药进行系统梳理

初步成果见于《本草论》中。古人对药物的认识大体来自三个方面：一是取类比象，如植物何时发芽，何时开花，何时结果，花如何，果如何，种子如何，根如何。结合天地阴阳之气变化的规律，来理解某一种药物的特性，从而推断它的用途。二是临床实验，在懵懂中试、用、调，既承受它的益处，也承担它的坏处，慢慢确定它可以用于治疗何种症状、哪些问题。三是思考与总结，朴素的辩证法与临床实验的结合，加入“人”的灵性思维。如某味药作用于人体什么部位（脏腑、上中下三焦），它的气是升是降还是守中，是寒还是温，有哪些效用，是祛邪还是扶正……

今人所学所用，多是思考和总结的结果，秦汉之时有《神农本草经》《名医别录》，宋元之时也有《珍珠囊》《证类本草》《本草衍义》等，明清之时除旷世巨著《本草纲目》外，还有诸多医家依自身经验结合历代本草而撰写的著作，如《本草述钩元》《本草从新》等。异彩纷呈却也众说纷纭，何者为是？何者为非？理论和经验的不断总结，已经将今人框在了一个圈圈里。义理看似皆通，用之临床，或效，或不效；依之观古籍，或通，或不通。

我们以《神农本草经》《名医别录》为本，参以《本草图经》《证类本草》《新修本草》《本经集注》《本草衍义》《汤液本草》《本草纲目》《珍珠囊补遗药性赋》《本草崇原》《本草求真》《长沙药解》《本经疏证》《神农本草经读》《本草思辨录》《本草经解》《本草问答》《汤液本草》《神农本草经百种录》《本草正义》诸书，择其要者而选录之，以期不同

时代、不同医家的著作相互印证、对比，方便读者。选录的内容集中于三个方面：①古人理解药物具有某种特殊功能的原因，如药物的生长环境、生长特点等。②药物因之而具有的特性。③药物功效在不同历史时期的变化。④宜用与不宜用的情况。⑤有助于理解药物特性的某些传说、逸闻等。希望对读者理解药物的药性、功效、用法有所裨益。因篇幅所限，亦为方便读者阅读，我们的摘录没有选择通篇摘录的方式，而是择其要点而录之。中医古籍浩如烟海，我们在选录过程中难免挂一漏万，有所不足，希望读者理解。

我们选择药物的依据，是从女科的实际应用出发。从文献上看，女科的用药与其他科并无明显的区别。在女科医典文献整理研究的过程中，我们以刘敏如主编的《中医妇科学》（二版）的疾病目录为依据，以在中医女科发展进程中最有影响、最有代表性的医籍为基础，用“以点带面”的方式逐步向外扩展文献范围，最终完成了女科主要病种的文献搜集和系统梳理工作。在经、带、胎、产方面各选一二主要病种，对古籍文献中的女科用药进行了抽样统计。

1. 抽样统计

所选病种为：不孕症、妊娠腹痛、带下病、产后恶露不尽、痛经、闭经、崩漏。

2. 药物品种

治疗以上疾病，各不同历史时期所使用过的药物品种统计如下：

（1）药物品种（表1）

表1　不同历史时期治疗不同疾病所使用的药物品种数

疾病	总品种数	汉唐	宋金元	明清
不孕症	319种	190种	190种	212种
妊娠腹痛	275种	64种	81种	242种
带下病	415种	117种	254种	284种
产后恶露不尽	207种	54种	116种	155种
痛经	214种	66种	172种	129种
闭经	305种	112种	223种	232种
崩漏	487种	218种	291种	313种
总体	800种	340种	494种	546种

从上表可以看出，越是复杂的疾病，人们所使用的药物品种数越多，而且治疗某一疾病所用的中药品种是随着时代发展而增加的。

（2）常用药物

我们发现在这些药物的使用中，有的药物使用得非常多，有的药物使用得少，有的药物只是偶尔使用。我们对各病种的常用药物进行统计发现，以不孕症为例，各不同历史时期对药物的使用差异还是比较明显的（表 2）。

表 2　不同历史时期不同药物的使用频次

总体	频次	汉唐	频次	宋金元	频次	明清	频次
当归	190	干姜	46	肉桂	51	当归	105
人参	146	肉桂	44	当归	49	川芎	83
肉桂	145	细辛	37	人参	39	茯苓	83
川芎	142	人参	36	干姜	35	熟地黄	80
茯苓	130	当归	36	牛膝	35	人参	71
熟地黄	108	花椒	36	川芎	34	白术	65
干姜	107	川芎	25	细辛	32	白芍	62
细辛	87	茯苓	25	花椒	31	香附	59
白术	86	大黄	24	附子	29	肉桂	50
花椒	82	附子	22	熟地黄	28	牡丹皮	35

经统计后，我们将汉唐时期、宋金元时期、明清时期使用最多的前 100 味中药做对比，发现有 53 味中药相同，然后在其余中药中选择常用、易得、品种无争议的药物 48 味，将这 101 味中药作为本草文献重点整理的对象。具体如表 3。

表 3　本草文献重点整理药物

53 味			48 味		
阿胶	黄芪	乌贼骨	石菖蒲	僵蚕	枸杞子
艾叶	黄芩	吴茱萸	石膏	荆芥	红花
白术	桔梗	五味子	水蛭	卷柏	黄柏
白芷	龙骨	细辛	葶苈子	麻黄	火麻仁
半夏	鹿茸	续断	菟丝子	没药	藿香
柴胡	麦冬	泽兰	乌药	虻虫	姜黄
赤石脂	芒硝	紫石英	五灵脂	木香	酸枣仁
川芎	牡丹皮	炙甘草	香附	前胡	莪术
大黄	牡蛎	苍术	小茴香	羌活	
当归	牛膝	肉桂	杏仁	三棱	
地榆	蒲黄（蒲灰）	白芍	禹余粮	桑寄生	
杜仲	人参	熟地黄	远志	砂仁	
防风	肉苁蓉	干姜	泽泻	蛇床子	
茯苓	桂枝		䗪虫	柏子仁	
附子	山茱萸		知母	鳖甲	
甘草	赤芍		栀子	补骨脂	
藁本	生地黄		枳实	侧柏叶	
厚朴	生姜		竹茹	大枣	
花椒	石斛		紫苏	丹参	
黄连	桃仁		代赭石	地骨皮	

在此基础上增补薏苡仁、百合、贝母、瞿麦、马齿苋、滑石、茵陈 7 味常用药，共计 108 味。

文中中药的性味，主要依《神农本草经》和《名医别录》而定。如《神农本草经》《名医别录》未收载的药物，各本草书中无太大争议的，皆依

《本草纲目》；如差异较大，则依现有文献范围内能查到的该药物的最早出处文献，或论之最详且成理者而定。归经方面，因诸书差异极大，众说纷纭，疑问较多，未做重点选录。作为补充，我们对药物的升降浮沉特性做了重点选录。

四、系统搜集女科常见病种的理论、治法、方药等相关文献进行汇总

（一）以传统文献学研究方法作为辅助手段

传统文献学研究的作用体现在以下几个方面：①确定古籍版本。了解古籍的存世情况，精选版本，保证信息录入的准确性。②对古籍及其作者之间的相互关系进行分析。对相近或有学术渊源的文献进行归类处理，有助于理清女科医系的发展脉络。

（二）所涉及的中医女科疾病范围

以刘敏如主编的《中医妇科学》（二版）疾病目录为依据，对古代文献中的相关内容进行整理。

共涉及崩漏、闭经、不孕症、堕胎小产、滑胎、难产、热入血室、胎漏、胎动不安、胎死不下、胎萎不长、痛经、月水将断、脏躁、癥瘕、子宫脱垂、子烦、子咳、子淋、子满、子痫、子悬、子喑、子晕、子肿、妊娠恶阻、妊娠腹痛、妊娠身痒、妊娠小便不通、产后大便难、产后恶露不净、产后发热、产后腹痛、产后痉病、产后排尿异常、产后身痛、产后血劳、产后血晕、产后自汗盗汗等 39 个病种。

除此之外，“带下疾病”“乳病疾病”“前阴疾病”“月经伴随诸症”“月经不调”等古代文献病名与现代中医妇科学病名所涉及的内容有差异，采用选择性整理。有出现部分病种合并梳理的情况，总病种数大概在 40 ～ 50 个。

（三）文献的纳入与排除标准

1. 有症状、有说理、有方药内容的文献

（1）纳入标准

①症状、原理与用药能相互对应，且治疗有效；或是原理虽然不够清楚，但症状、用药能对应，治疗有效，亦选入。

②时代较早的方书、综合性医书，如《金匮要略》《备急千金要方》《外台秘要》等有症、有方的内容，即便文献原文医理解释过于简单，亦选入。

③同一问题的论述，内容虽相似，但原理有所不同，症状有差异，用药有出入，剂量有所不同者，皆选入。

（2）排除标准

①症状、辨证、用药相互矛盾且多次治疗无效者，不选。

②同一问题的论述，原理、症状、用药、剂量完全相同者，仅选最早一条，余不取。

2. 以病因病机的说理性内容为主，无方药的文献

（1）纳入标准

有益皆选。对于临床辨证有所帮助、有助于开拓思维者，皆选入。尽量做到单个病种所有主要理论观点无遗漏。

（2）排除标准

①于前代内容没有新的认识发挥，只是重复转述者，只选原始文献出处的，余不选。

②过于术数化、贬低女性、封建思想残余的内容不选。

③明显违背现代医学常识的内容不选。

3. 无说理，症状较少，有方药内容的文献

（1）纳入标准

有益皆选。对于临床用药有所帮助、有助于拓展思路的皆选入。

（2）排除标准

①只是重复抄录前代方药，药物、剂量皆不变的，只选原始文献出处内容，余不选。

②过于术数化、贬低女性、封建思想残余的内容不选。

③明显违背现代医学常识的内容不选。

以上相关内容汇总于《痛经论》《不孕论》《闭经论》《外治论》中。因外治法相关文献的特殊性，选用原则在以此为本的基础上略有出入，主要体现在理论内容较少、方药相关内容较多。

五、符合中医内在逻辑规律的数据分析方法的运用

《女科医典传承新编》历史文献梳理过程中所使用的数据分析工具是上海道生医疗科技有限公司研发的“中医药多维趋势分析系统”，运用该软件我们得以对每一种疾病在各个不同历史时期的遣方用药规律及特点进行分析。主要包括以下方面：

1. 各不同时期的药物使用情况

如：治疗闭经在汉唐时期曾运用过哪些中药，药物的使用频次及药性特点如何，并将其与宋金元时期、明清时期进行对比研究。

2. 对各不同时期的方药进行综合分析

通过软件对治疗某一疾病的不同历史时期的方剂进行综合分析，

分析其方药的升降、寒热、补泻、对症等方面的趋势。并可计算出较有代表性的方剂，即基本方。然后对不同历史时期的方剂进行对比。

如：汉唐时期用于治疗痛经的方剂，虽然从理论上认为寒是主要的病因之一，但从整体用药上看，有偏于寒者，亦有偏于热者。方剂的药势上偏于“降”。从方剂的功效上能看出重视活血、消癥、温里散寒、消积荡滞与通经的相互配合。组方用药比后世略显猛烈。

3. 构建女科疾病中药药对及关联组信息库

方剂是在中医理论指导下，针对病因病机及症状而设立的药物组合。我们所整理和分析的是所治主症完全相同的一组方剂。该组方剂数可达数百，包含从汉唐至明清医家们对某一疾病治疗的经验总结。故对其方药组成规律进行分析有其必要性和可行性。

此外，我们还对每个病种不同历史时期辨证、证型的演变情况进行了统计分析，具体见《闭经论》《痛经论》《不孕论》相关章节。

中医的数据分析工作需要中医人来做，因为只有中医人才能理解这其中所蕴含的固有逻辑，才不会打破数据间的有效连接。中医的理、法、方、药之间，辨病与辨证之间，治疗的切入点与重点的选择之间，有可被分析的逻辑，也隐含着人的灵性与悟性。实践是检验真理的唯一标准，临床也是检验数据分析方法的唯一标准，数据分析需着眼于临床价值。

六、 数据分析相关方法的简要介绍

《女科医典传承新编》涉及的文献数据是百万级的。内容涵盖医理、中药、方剂、医案、针灸……既多且杂，时间跨度从先秦至近现代。辨证方法、用药理论等几经演变，医家众多，个人学术观点、用药习惯差异大，如何凝炼其中的辨证、遣方用药规律是我们面对的最大挑战。

（一）数据搜集与治理

数据治理有两个难点，一是药物的处理，二是症状的处理。药物的问题主要是一药多名、一名多药。一个药物在不同的历史时期可能有不同的名字，也可能同一个名字在不同的历史时期为不同的药物。这种情况要非常小心地处理。整个过程耗时极多，最后我们不得不建立起一个涵盖800多味中药的总库（数据库）。症状的处理极为繁复，如一个痛经的描述，我们统计下来有20种以上的说法，散见于不同时期的古籍文献中，因工作量过大，故我们重点做了药物的数据分析，症状的相关处理与分析延后。

（二）数学建模相关问题

为更好地完成古代文献的数据分析工作，我们用1年的时间构建了数学模型，编写了软件，实现了古代文献数据的初步量化分析。

数学建模过程中最需重视的是尊重药物与方剂的本来面目与历史特征。要理解方剂，要理解古人的辨证思路，“药”是必过之关。但中医的“药”在汉唐、宋金元、明清各时期差异极大，它是整体割裂下的少量延续，而不是整体延续下的部分割裂。一个证据就是：现代人极少能看懂汉唐的用药，对于它用某味药的原因基本只能揣测，甚至各持观点，如经方的各个派别就是一例。

用于女科的药物并不是只用于女科，而是各科皆可用。它们在不同的时代有不同的理解方式，运用的方式也不同，情况极为复杂。要理解百年前、千年前、数千年前的方剂，我们任何一个人凭自己的认识都是不客观的、片面的，极有可能会发生错误的。我们需要去思考，前人组这个方的时候，可能看过、学过哪些本草书籍，在可能的范围内，尽可能去模仿。所以分析古籍中方剂和中药的一个原则，就是仅用它同时代及该时代以前的本草相关书籍为借鉴，尊重它们的时代特色，还其本来面目。这在数学建模的过程中极为重要。它涉及中药标准参数的问题，用不同的参数去分析同一组方剂会得到不同的结果，而只有一种是最接近立方人本意的。

综上，在本丛书的编写过程中，于立方立法方面尊重方剂与药物的时代特色，并在数据分析的过程中一以贯之。利用数据分析技术完成某一时代治疗某一病证方剂的多维分析，供临床参考应用。

注重拓展中医人的知识面，以天文、地理、训诂等方面的知识来对中医领域中有争议的问题进行注解，以文献为依据提出个人观点，并详列文献原文于上，方便阅读与思考。

在疾病的认识方面，对不孕、痛经等妇科常见病进行时间跨度为两千余年的系统文献搜集、整理工作，理清其相关生理、病理、用药、辨证、治法等问题，寻找其演变脉络，提炼女科辨证、遣方用药规律。

系统性地对中医女科文献进行梳理与重整，这是一项之前从未进行过的工作。它将回答我们一个问题：中医对女科生理、病理、治法、辨证的认识是怎样一步步演变成今天这个样子的？这可以帮助我们理清思路，正本清源，去伪存真，继承创新。

我们希望本丛书能为中医妇科临床医生、中医妇科教学及科研工作人员、医学院校学生们提供一种新的文献研读方法。将经过系统整理与汇总的医籍文献提供给读者，使读者花较短的时间，即可纵览女科相关基础理论、常用中药、单病种治法方药等方面的历代文献，迅速获取有效信息，拓展思路，应用于临床及科研领域。使古代医家的智慧、经验能够更好地传承下去，帮助我们迈向新的征程。

特别感谢上海道生医疗科技有限公司的大力支持和经济资助。

感谢道生医疗中医数据与算法研究部各位同事的辛勤付出和刻苦工作。

感谢母校成都中医药大学提供学术出版基金资助本套丛书的出版。

因时间有限，待整理的文献量很大，疏漏在所难免，望读者海涵！

《女科医典传承新编》编委会

2023 年 8 月 18 日

CONTENTS 目录

第一章

痛经病因病机及用药的历史演变过程

女性在行经前后或经期出现小腹或腰部疼痛，或痛及腰骶，并每随月经周期而发者，称为痛经，亦称经行腹痛。严重的痛经可伴恶心呕吐，冷汗淋漓，手足厥冷，甚至出现昏厥。

在中医的发展进程中，人们对痛经的认识和治疗是逐渐演变的，有一个继承、发展、创新、扬弃的过程。鉴于中医药文献本身的特点，少被人提及的古代医方很可能是有价值的，不同的组合可能碰撞出新的火花。为利用好古代医家的学术经验，对其产生、发展和变化有更深入的理解，进一步为临床开拓新的治疗思路，刘敏如老师对女科文献的整理提出了“正本清源、去粗取精、去伪存真”的原则。根据这一原则，我们对痛经在不同历史时期的病因病机、遣方用药等多方面的内容进行了梳理，并做了统计，具体见下文。

一、汉唐时期对痛经病因病机及用药的认识

医书中已经对痛经的病因病机有所分析，并有一定数量的成方出现。病因病机主要见《诸病源候论》，成方主要见于《备急千金要方》。

痛经的记载，最早见于汉代《金匮要略·妇人杂病脉证并治》：“带下，经水不利，少腹满痛，经一月再见者，土瓜根散主之。土瓜根散方阴㿉肿亦主之。土瓜根、芍药、桂枝、䗪虫各三分。上四味，杵为散，酒服方寸匕，日三服。”[1]

（一）汉唐时期对痛经病因病机及病位的记载

现存文献中，最早系统论述“痛经”的是《诸病源候论》。在“月水来腹痛候”[2]中对痛经的病因、病机、病位的认识都与今天有所不同。

“妇人月水来腹痛者，由劳伤血气，以致体虚，受风冷之气，客于胞络，损冲任之脉，手太阳、少阴之经。冲脉、任脉皆起于胞内，为经脉之海也；手太阳小肠之经，手少阴心之经也，此二经共为表里，主下为月水。其经血虚，受风冷，故月水将下之际，血气动于风冷，风冷与血气相击，故令痛也。”[2]

病因有内外两个方面，内者“劳伤血气，以致体虚”[2]，外者“受风冷之气”[2]。

病机“风冷之气，客于胞络，损冲任之脉，手太阳、少阴之经”[2]，“月水将下之际，血气动于风冷，风冷与血气相击，故令痛也”[2]。

病位皆在经脉，分别是“胞络、冲脉、任脉、手太阳小肠之经、手少阴心之经”[2]。其中胞络最为直接。

在那个时代的医者认为“手太阳小肠之经，手少阴心之经也，此二经共为表里，主下为月水”[2]，此是承袭自《黄帝内经》。

《素问·评热病论》：“月事不来者，胞脉闭也，胞脉者属心而络于胞中，今气上迫肺，心气不得下通，故月事不来也。”[3]

这一理论对隋、唐乃至宋金元时期的医家都产生了深远影响。如《圣济总录》认为“心气抑滞，血气郁结，不能宣流”[4]是月水不利的病因之一，宋代痛经的辨证中也体现了这一观点。《女科百问》[5]等书对此进行了较详尽的阐述，并附有方。李东垣《兰室秘藏》亦有“心之脉主属心系”“心系者包络命门之脉也，主月事”[6]之语。而明清时期及近现代，较少见到“心”跟月经关系的讨论，多是提脾胃、肝肾。

（二）汉唐时期用于治疗痛经的方药

汉唐时期有关痛经的文献记载多详于方症而略于理，很多书籍的内容形式都是上面是症状、下面是方药，而无理论说明，故无法对证型进行统计。但通过对该时期用于治疗痛经的药物和方剂进行分析，我们得到了如下结论。

1. 汉唐时期治疗痛经的常用中药

汉唐时期用于治疗痛经的中药主要有66种，其中前15位依次是：桂心、大黄、当归、桃仁、川芎、干姜、人参、芍药、䗪虫、川椒、牛膝、茯苓、甘草、虻虫、牡丹皮。值得注意的是，流传至今的汉唐医书多经过北宋校注医书局的校订，那个时期习用的桂心是现在的肉桂锉去粗皮。虽然也用桂枝，但是在痛经的治疗中桂心的使用最多。而且当时白芍与赤芍不分，药方中皆用芍药。

2. 汉唐时期治疗痛经的用药种类偏向

汉唐时期治疗痛经主要用的是草药，但金石类药物、虫类药物的应用同样很常见。该时期使用过的虫类药物有䗪虫、水蛭、蛴螬、蜚蠊，以䗪虫最为常用。使用过的金石类药物有代赭石、芒硝、禹余粮、白垩、白石英、白石脂、石膏、石钟乳、硝石、紫石英、阳起石，这可能与该时期服石之风盛行有关。

3. 汉唐时期治疗痛经的用药特点举隅

其他方面，如温里散寒喜用桂心、干姜、川椒，亦有用附子、细辛、吴茱萸者。会使用较多的在当代认为具有祛风湿作用的药物，在那个时代称之为“除痹”，可能取其通经之用。一方面重攻逐，一方面重补养，人参常不吝使用。当归、芍药、川芎在治疗痛经时已非常普遍应用，地黄较少见，但每用多是大量，如干地黄当归丸。

同时，在痛经的治疗中，汉唐时期会应用一些我们今天较少用于治疗痛经的药物，如女青、薏苡仁、瞿麦、桑耳等；还有如上文的金石类药物，现代也较少用于痛经的治疗。这些都体现了方剂和药物的时代特色。

二、宋金元时期对痛经病因病机及用药的认识

（一）宋金元时期对痛经病因病机的认识

宋金元时期关于痛经的病因病机认识逐渐多元而丰富，但它们多数情况下介于病机和证型之间，混同于一起。基于尊重文献本来面目的原则，我们将相近或相同的病因病机描述归为一类（如妇人血风称之为一类）进行了统计，发现此时期关于痛经的病因病机论述一共有16类，见表1。

表1 宋金元时期关于痛经的病因病机论述

1	风冷之气客于胞络，损伤冲任、手太阳手少阴 / 冲任气虚，为风冷所乘
2	心气抑滞，气郁抑而不舒 / 由惊恐，忧思，意所不决，气郁抑而不舒
3	妇人血气 / 七气 / 九气 / 血气攻刺 / 血气相搏 / 血与气并 / 血气上攻 / 血风劳气 / 血气不和
4	脏腑宿冷 / 久积虚冷 / 本脏因虚生寒 / 虚而寒甚
5	血热（原文是“若阳气盛乘阴，则血流散溢，经所谓天暑地热，经水沸溢”）
6	月经壅滞（未讲明原因）
7	寒热邪气客于胞中，冲任不调
8	血脏虚竭，冲任虚损
9	虚弱不足 / 脏腑虚弱 / 脏腑怯弱
10	风寒
11	脏腑虚弱，风邪乘于其间，与真气相击而痛
12	子宫寒冷 / 血脏久冷 / 子宫虚冷 / 胞虚寒病 / 寒气客于血室 / 胞寒气冷 / 血脏久冷
13	风冷伤于经络 / 风寒客搏经络 / 胞络夙挟风冷
14	气滞
15	血瘀
16	气血俱虚

（二）宋金元时期用于治疗痛经的方药

汉唐时期大部分治疗痛经的方药在宋金元时期的大型方书中都能找到，如《太平圣惠方》《圣济总录》，但更多的是新方。

1. 宋金元时期治疗痛经的常用药物

我们对宋金元时期用于治疗痛经的方药进行了统计，在现有资料中共查得118方，涉及药物172种。药物使用频次前15位的依次是当归、桂心、川芎、赤芍、桃仁、牡丹皮、大黄、牛膝、人参、熟地黄、芍药、延胡索、干姜、炙甘草、莪术。值得注意的是，关于桂心的使用与汉唐时期相同，但赤芍药与芍药、白芍药会同时出现在此时期的文献中，即有的医家分，有的医家不分，故保持其原貌。

2. 宋金元时期治疗痛经的用药种类偏向

与汉唐相比，这一时期对虫类药与金石类药物的使用已大大减少，此时的医家在著作中开始讨论攻伐太过的问题，如《妇人大全良方》《格致余论》等。

3. 宋金元时期治疗痛经组方用药的整体特点

宋金元时期用于治疗痛经的方剂，从整体上看，偏于热者明显多于偏于寒者，这与对痛经病因病机认识的发展有关。补血被上升到了比较重要的地位，从熟地黄等药物的运用亦可看出。理气药开始被广泛应用于痛经的治疗，该时期使用过的理气药主要有木香、厚朴、枳壳、槟榔、桔梗、青皮、乌药、陈皮、姜黄、丁香、茴香、橘红、砂仁、枳实子等。

（三）宋金元时期痛经相关理论的发展

宋金元时期，医者阐述痛经的病因病机时常常用到一个词“妇人血风”。与其相类似的词还有如妇人血气、七气、九气、血气攻刺、血气相搏、血与气并、血气上攻、血风劳气、血气不和……表面上它是一个笼统的称呼，其背后有着对气血关系、气机逆乱的病因及引发的诸多变症的深入思考，它可能是我们今天对于气滞与血瘀关系认识的萌芽。痛经是妇人血风引起的诸多变证中最为常见的症状之一。

1.《圣济总录》中关于“妇人血风”的论述

《圣济总录·妇人血风统论》中说：“论曰气凭血运，血依气行，二者不可斯须离。天和日温，则血气淖溢；天寒日阴，则血气凝泣。苟风寒客于血府，则变生诸病。盖风善行而数变，或为寒热，或为疼痛，或为拘挛，或为偏枯。其候不一，当随证而治之。”[4]

2.《严氏济生方》对“妇人血风”的进一步阐发

《严氏济生方》对此阐述得更为详细：“《内经》云：百病皆生于气。经有所谓七气，有所谓九气。喜、怒、忧、思、悲、恐、惊者，七气也。七情之外，益之以寒热二证，而为九气也。气之为病，男子妇人皆有之，惟妇人血气为患尤甚。盖人身血随气行，气一壅滞，则血与气并，或月事不调，心腹作痛；或月事将行，预先作痛；或月事已行，淋漓不断，心胀作痛；或连腰胁，或引背膂，上下攻刺，吐逆不食，甚则手足搐搦，状类惊痫；或作寒热；或为癥瘕，肌肉消瘦。非特不能受孕，久而不治，转而为瘵疾者多矣。”[7]

3. 依据“妇人血风”理论，开始将理气药运用于痛经的治疗中

九气之说出自《素问·举痛论》[3]，分别是怒、喜、悲、恐、惊、思、劳、寒、炅。基于妇人血气（风）的理论，理气药开始常用于痛经的治疗，较典型者如“撞气阿魏丸”，出自《女科百问》，治疗“妇人每经欲行必先腹痛”[6]。其组成是“大圣散（见宋《局方·妇人门》），茴香（炒香）、陈皮（去白）、青皮（去白）、川芎、丁香（皮炒）、蓬莪术（炮）、甘草、缩砂仁、肉桂（去粗皮）、白芷（炮）各半两，生姜四两（切盐半两，腌一宿炒黑），胡椒二钱半，阿魏二钱半（醋浸一宿，以面同为糊）”[5]。

此外，此时期对痛经的理论认识也值得一提。如《格致余论》云：“将行而痛者，气之滞也。来后作痛者，气血俱虚也。色淡者，亦虚也……”[8]《女科百问》云：“手太阳者，小肠之经，为腑而主表，表属阳，手少阴者，心之经，为脏而主里，里属阴，此二经，在上为乳汁，在下为月水。”[5]这是对《诸病源候论》的发挥，并配以方药“养荣汤”。《丹溪心法》云：“月水将来作痛者，血实也，四物加桃仁、黄连、香附。临行时腰腹疼痛，乃是

郁滞，有瘀血，宜四物加红花、桃仁、玄胡、香附、木香，发热加黄芩、柴胡。”[9]

三、明清时期对痛经病因病机及用药的认识

（一）明清时期关于痛经病因病机的论述

古人在描述中往往是将病因病机与辨证分型混合在一起的，难以按现代的方式做出明确的区分，基于尊重文献本来面貌的原则，我们仍是将其进行分类处理。

明清时期关于痛经病因病机的分析更为细致，共分为 33 类，具体见表 2。

表 2　明清时期关于痛经的病因病机论述

1	热
2	忧思气郁
3	妇人血气 / 七气 / 九气 / 血气攻刺 / 血气相搏 / 血与气并 / 血气上攻 / 血风劳气 / 血气不和
4	脏腑宿冷 / 久积虚冷 / 本脏因虚生寒 / 虚而寒甚
5	气冲经脉
6	血脏虚竭 / 冲任虚损
7	血热
8	食滞 / 食积
9	风寒

续表

10	气逆
11	虚 / 弱 / 虚弱不足，脏腑虚弱
12	病由肝经
13	思虑伤血者
14	思虑伤气者
15	风
16	寒湿搏于冲任
17	痰湿 / 痰 / 湿
18	木气之郁（肝郁）/ 肝气为之闭塞 / 肝郁气滞
19	肝风内动 / 肝阳外越
20	风寒伤脾
21	湿热 / 湿热蕴结下焦
22	经滞（未明确指明者）
23	血枯胞络火盛
24	肝火
25	肾虚肝气逆
26	血寒
27	寒凝 / 寒 / 寒滞
28	子宫寒冷 / 血脏久冷 / 子宫虚冷 / 胞虚寒病 / 寒气客于血室 / 胞寒气冷 / 血脏久冷
29	气滞
30	血瘀
31	气虚
32	血虚
33	气血俱虚

（二）明清时期用于治疗痛经的方药

1. 明清时期治疗痛经的常用药物

明清时期治疗痛经的方药，我们在现有资料中共查得 177 方，涉及药物 132 种。药物使用频次前 15 位的依次是当归、川芎、熟地黄、白芍、香附、延胡索、木香、肉桂、牡丹皮、白术、乌药、茯苓、炙甘草、人参、红花。

2. 明清时期治疗痛经组方用药的整体特点

从整体上看，用药较前代更加温和，最常见的方剂是四物汤，以它为底方进行加减，此类方剂有 20 余个。八珍汤、六君子汤、逍遥散、决津煎、大营煎、小营煎等亦为常用之方。方剂数目虽然较前代增加，但涉及药物数量减少。

（三）明清时期痛经相关理论的发展

此时期的医家多认为痛经的病机主要涉及心、脾、肝、肾四脏，立方也多依此。

关于心、脾，其理论基础多出自薛立斋。如《济阴纲目》载："薛立斋曰：东垣先生所谓脾为生化之源，心统诸经之血。诚哉是言也。心脾平和，则经候如常，苟或七情内伤，六淫外侵，饮食失节，起居失宜，脾胃虚损，心火妄动，则月经不调矣。"又载："薛立斋曰：血者，水谷之精气也，和调五脏，洒陈六腑，在男子则化为精，在妇人则上为乳汁，下为月水。故虽心主血，肝藏血，亦皆统摄于脾，补脾和胃，血自生矣。"[10] 虽提及了心，但最后仍归于脾。其原文出自《校注妇人良方》[11]，对后世影响很大。

1. 薛立斋从心、脾立论认识痛经

其实东垣先生并未说过脾为生化之源。《脾胃论》的原文是"手厥阴为十二经之领袖，主生化之源；足阳明为十二经之海，主经营之气，诸经皆禀之"[12]。以上理论实则出自薛立斋的个人理解。

2.《傅青主女科》中以肝立论认识痛经

谈肝者，以《傅青主女科》为代表，指出"经欲行而肝不应，则抑拂其气而疼生”[13]、“肝气不舒”[13]、“当行经之际，腠理大开，适逢风之吹寒之袭，则肝气为之闭塞”[13]、“肝气之逆”[13]等为痛经的病机。

3. 以《妇人规》为代表从肾立论认识痛经

谈肾者较多，理论基础方面以《妇人规》为代表。如“肾为阴中之阴，肾主闭藏；肝为阴中之阳，肝主疏泄。二脏俱有相火”[13]，“及其甚也，则四脏相移，必归脾肾”[13]。《傅青主女科》中亦明确指出“妇人有少腹疼于行经之后者，人以为气血之虚也，谁知是肾气之涸乎”[13]。

此外《妇人规》中提到“经行腹痛，证有虚实。实者或因寒滞，或因血滞，或因气滞，或因热滞；虚者有因血虚，有因气虚……但实中有虚，虚中亦有实”[14]，“凡妇人经行作痛，挟虚者多，全实者少”[14]。

四、现代对痛经病因病机及用药的认识

根据《中医妇科学》教科书（二版及七版）。

（1）在病因病机的认识上，一般认为，痛经的发病除七情、六淫、内损的原因外，又有素体因素及经期或经期前后受到致病因素干扰，导致冲任气血运行不畅，胞宫经血流通受阻，或冲任、胞宫失于煦濡，故发为疼痛。

（2）辨证方面主要以气滞血瘀、寒凝血瘀、湿热阻滞、气血虚弱、肝肾虚损、肾气不足六型为主。此外常见的还有肝郁、血热、虚寒等。

（3）治法方面以调理冲任气血为主，又根据不同的证型分别施治。经期调血止痛治标，平时辨证求因治本，同时又宜结合素体情况，或调肝，或益肾，或扶脾，使之气顺血和，冲任流通，经血畅行则无痛虑。

（4）遣方用药上，膈下逐瘀汤、八物汤、四物汤、失笑散、温经汤、

当归四逆汤、少腹逐瘀汤、脱花煎、清热调血汤、芍药汤、调肝汤、益肾调经汤、十全大补汤、逍遥散、丹栀逍遥散、八珍汤、圣愈汤等都属常用之方。

第二章

历代文献梳理

一、汉唐及以前痛经相关文献记载

（一）《脉经》[16]

卷九·平带下绝产无子亡血居经证第四

问曰：有一妇人，年五十所，病但苦背痛，时时腹中痛，少食多厌，喜䐜胀，其脉阳微，关尺小紧，形脉不相应，愿知所说？师曰：当问病者饮食何如。假令病者言，我不欲饮食，闻谷气臭者，病为在上焦。假令病者言，我少多为欲食，不食亦可，病为在中焦。假令病者言，我自饮食如故，病为在下焦，为病属带下，当以带下治之。

妇人带下，经水不利，少腹满痛，经一月再见，土瓜根散主之。

师曰：脉微弱而涩，年少得此为无子，中年得此为绝产。

师曰：少阴脉浮而紧，紧则疝瘕，腹中痛，半产而堕伤。浮则亡血，绝产，恶寒。

师曰：肥人脉细，胞有寒，故令少子。其色黄者，胸上有寒。

卷十·手检图三十一部

经言：肺者，人之五脏华盖也，上以应天，解理万物，主行精气，法五行、四时，知五味。寸口之中，阴阳交会，中有五部。前、后、左、右，各有所主，上、下、中央，分为九道。浮、沉、结、散，知邪所在，其道奈何？

岐伯曰：脉大而弱者，气实血虚也；脉大而长者，病在下候；浮直上下交通者，阳脉也。坚在肾，急在肝，实在肺。前如外者，足太阳也；中央如外者，足阳明也；后如外者，足少阳也。中央直前者，手少阴也；中央直中者，手心主也；中央直后者，手太阴也。前如内者，足厥阴也；中央如内者，足太阴也；后如内者，足少阴也。前部左右弹者，阳跷也；中部左右弹者，带脉也；后部左右弹者，阴跷也。从少阳之厥阴者，阴维也；从少阴之太阳者，阳维也。来大时小者，阴络也；来小时大者，阳络也。前如外者，足太阳也。动，苦头、项、腰痛，浮为风，涩为寒热，紧为宿食。前如外者，足太阳也。动，苦目眩，头、颈、项、腰、背强痛也。男子阴下湿，女子月水不利，少腹痛，引命门、阴中痛，子脏闭。浮为风，涩为寒血，滑为劳热，紧为宿。食针入九分，却至六分。中央如外者，足阳明也。动，苦头痛，面赤，微滑，苦大便不利，肠鸣，不能食，足胫痹。中央如外者，足阳明也。动，苦头痛，面赤热，浮微滑，苦大便不利，喜气满。滑者为饮，涩为嗜卧，肠鸣，不能食，足胻痹。针入九分，却至六分。后如外者，足少阳也。动，苦腰、背、胻、股、肢节痛。后如外者，足少阳也。浮为气涩，涩为风、血，急为转筋，弦为劳。针入九分，却至六分。

（二）《金匮要略》[1]

妇人杂病脉证并治第二十二

带下，经水不利，少腹满痛，经一月再见者，土瓜根散主之。

土瓜根散方

阴癞肿亦主之。

土瓜根、芍药、桂枝、䗪虫各三分。

上四味，杵为散，酒服方寸匕，日三服。

（三）《诸病源候论》[2]

卷三十七・妇人杂病诸候・月水来腹痛候（二十一）

妇人月水来腹痛者，由劳伤血气，以致体虚，受风冷之气，客于胞络，损冲任之脉，手太阳、少阴之经。冲脉、任脉皆起于胞内，为经脉之海也；

手太阳小肠之经，手少阴心之经也，此二经共为表里，主下为月水。其经血虚，受风冷，故月水将下之际，血气动于风冷，风冷与血气相击，故令痛也。

（四）《备急千金要方》[17]

第四·妇人方下·补益第一

大五石泽兰丸

治妇人风虚寒中，腹内雷鸣，缓急风，头痛寒热，月经不调，绕脐恻恻痛，或心腹痞坚，逆害饮食，手足常冷，多梦纷纭，身体痹痛，荣卫不和，虚弱不能动摇，及产后虚损，并宜服此方：

钟乳、禹余粮、紫石英、甘草、黄芪各二两半，石膏、白石英、川椒、干姜各二两，泽兰二两六铢，当归、桂心、川芎、厚朴、柏子仁、干地黄、细辛、茯苓、五味子、龙骨各一两半，石斛、远志、人参、续断、白术、防风、乌头各三十铢，山茱萸、紫菀各一两，白芷、藁本、芜荑各十八铢。

上三十二味为末，蜜丸梧子大，酒服二十丸加至三十丸（《千金翼》有阳起石二两）。

第四·妇人方下·月水不通第二

干地黄当归丸

治月水不通，或一月再来，或隔月不至，或多或少，或淋沥不断，或来而腰腹刺痛不可忍，四体嘘吸，不欲食，心腹坚痛，有青黄黑色水下，或如清水，不欲行动，举体沉重，惟思眠卧，欲食酸物，虚乏黄瘦方：

干地黄三两，当归、甘草各一两半，牛膝、芍药、干姜、泽兰、人参、牡丹各一两六铢，丹参、川椒、白芷、黄芩、桑耳、桂心各一两，䗪虫四十枚，川芎一两十八铢，桃仁二两，水蛭、虻虫各七十枚，蒲黄二合。

上二十一味为末，蜜丸如梧子，每日空心酒下十五丸，渐加至三十丸，以知为度。

第四·妇人方下·月经不调第四

白垩丸

治妇人月经一月再来，或隔月不来，或多或少，淋沥不断，或来而腰腹痛，嘘吸不能食，心腹痛，或青黄黑色，或如水，举体沉重方：

白垩、白石脂、牡蛎、禹余粮、龙骨、细辛、乌贼骨各一两半，当归、芍药、黄连、茯苓、干姜、桂心、人参、瞿麦、石韦、白芷、白蔹、附子、甘草各一两，川椒半两。

上二十一味为末，蜜丸梧子大，空心酒下二十丸，日三。至月候来时，日四五服为佳。

桃仁散

治月经来绕脐痛，上冲心胸，往来寒热，如疟疰状方：

桃仁五十枚，䗪虫二十枚，桂心五寸，茯苓一两，薏苡仁、牛膝、代赭各二两，大黄八两。

上八味治下筛，隔宿勿食，温酒服一钱匕，日三。

治月经往来，腹肿，腰腹痛方

䗪虫四枚，川椒、干姜各六铢，大黄、女青、桂心、川芎各半两。

上七味治下筛，取一刀圭，先食，酒服之，日三，十日微下，善养之。

牡丹大黄汤

治月经不调，或月前或月后，或如豆汁，腰痛如折，两脚疼，胞中风寒，下之之方：

大黄、朴硝各四两，牡丹三两，桃仁一升，人参、阳起石、茯苓、甘草、水蛭、虻虫各二两。

上十味，㕮咀，以水九升，煮取三升，去滓，纳朴硝令烊尽，分三服，相去如一饭顷。

牛膝丸

治产后月水往来，乍多乍少，仍复不通，时时疼痛，小腹里急，下引腰身重方：

牛膝、芍药、人参、大黄各三两，牡丹皮、甘草、当归、川芎各二两，桂心一两，䗪虫、蛴螬、蜚蠊各四十枚，虻虫、水蛭各七十枚。

上十四味为末，蜜丸梧子大，酒服五丸，日三，不知稍增。

第三十・针灸下・妇人病第八

小腹胀满，痛引阴中，月水至则腰背痛，胞中瘕，子门寒大小便不通，刺水道，入二寸半，灸五壮，在大巨下三寸。

（五）《千金翼方》[15]

卷七・妇人三・虚乏第一

大五石泽兰丸

主妇人产后虚损，寒中，腹中雷鸣，缓急风，头痛寒热，月经不调，绕脐恻恻痛，或心下石坚，逆害饮食，手足常冷，多梦纷纭，身体痹痛，荣卫不和，虚弱不能动摇方：

泽兰九分（取叶熬），石膏、干姜、白石英、阳起石各二两，芎䓖、当归各七两，人参、石斛、乌头（炮去皮）、白术、续断、远志（去心）、防风各五分，紫石英、禹余粮、厚朴（炙）、柏子仁、干地黄、五味子、细辛、蜀椒（去目，闭口者，汗）、龙骨、桂心、茯苓各一两半，紫菀、山茱萸各一两，白芷、藁本、芜荑各三两，钟乳、黄芪、甘草（炙）各二两半。

上三十三味，捣筛为末，炼蜜和丸如梧桐子，酒服二十丸，渐加至三十丸（《千金》无阳起石）。

卷八·妇人四·月水不利第三

治月水不利小腹痛方

牡丹皮、当归、芎䓖、黄芩、大黄、干姜、人参、细辛、硝石、芍药、桂心、甘草（炙）各二两，水蛭（熬）、虻虫（去翅足，熬）、桃仁（去皮尖）各五十枚，蛴螬（熬）十三枚，干地黄三两，黄雌鸡（治如食法）一只。

上一十八味，㕮咀，以清酒五升渍一宿，别以水二斗煮鸡，取一斗五升，去鸡纳药，煮取三升，去滓，纳硝石烊令尽。适寒温，一服一升，日三服。

温经丸

治妇人胸胁满，月水不利，时绕脐苦痛，手足烦热，两脚酸，温经丸方：

干姜、吴茱萸、附子（炮去皮）、大黄、芍药各三两，黄芩、干地黄、当归、桂心、白术各二两，人参、石韦（去毛）各一两，蜀椒（去目及闭口，汗）一合，桃仁（去皮尖及双仁，熬）七十枚，薏苡仁一升。

上一十五味，捣筛为末，炼蜜和丸如梧桐子。先食，酒服一丸，日三服，不知稍加之，以知为度。

牡丹大黄汤

治妇人月水不调，或月前或月后，或如豆汁，腰痛如折，两脚疼，胞中风冷，牡丹大黄汤方：

牡丹皮三两，大黄、朴硝各四两，桃仁（去皮尖、双仁者）一升，阳起石、人参、茯苓、水蛭（熬）、虻虫（去翅足，熬）、甘草（炙）各二两。

上一十味，㕮咀，以水九升，煮取三升，去滓，纳朴硝令烊尽。分三服，服别相去如一炊顷。

杏仁汤

治月水不调，或一月再来，或两月三月一来，或月前或月后，闭塞不通，宜服杏仁汤方：

杏仁（去皮尖、双仁）、桃仁（去皮尖、双仁）、虻虫（去翅足，熬）、水蛭（熬）各三十枚，大黄三两。

上五味，㕮咀，以水六升，煮取二升五合，分为三服。一服其病当随大小便有所下，若下多者，止勿服；若少者，则尽二服。

治妇人产生余疾，月水时来，腹中绞痛方：

朴硝、当归、薏苡仁、桂心各二两，大黄四两，代赭、牛膝、桃仁（去皮尖、两仁，熬）各一两。

上八味，捣筛为末，炼蜜和丸如梧桐子。先食，酒服五丸，日三服，不知稍增之。

治妇人经水来绕脐痛，上抢心胸，往来寒热，如疟状方：

薏苡仁、代赭、牛膝各二两，茯苓一两，大黄八两，䗪虫（熬）二十枚，桃仁（去皮尖、双仁，熬）五十枚，桂心五寸。

上八味，捣筛为散。宿不食，明朝空腹温酒服一钱匕。

治妇人月事往来，腰腹痛方：

䗪虫（熬）四枚，女青、芎䓖各一两，蜀椒（去目及闭口，汗）、干姜、大黄各二两，桂心半两。

上七味，捣筛为散。先食，酒服一刀圭。服之十日，微去下，善养之佳。

（六）《外台秘要》[18]

妇人虚羸及月病不能食方三首

《救急》疗妇人月病不调，或一月不来，或隔月不来，或多或少，脐下绞痛，面色萎黄，四体虚吸羸瘦，不能食方：

当归、牛膝、桃仁（去皮尖）、牡丹皮、大黄（别渍）各三两，芎䓖、土瓜根各二两，芍药、朴硝、桂心各二两，虻虫（去翅足，熬）、水蛭（熬）各半两。

上十二味切，以水九升，煮取三升，分温服，忌如常法。

二、宋金元时期痛经相关文献记载

（一）《太平圣惠方》[19]

卷七十·治妇人虚损补益诸方

治妇人虚损及腹中雷鸣，缓急风，头痛寒热，月经不调，绕脐恻恻痛，或心腹痞坚，气逆不欲饮食，手足常冷，多梦纷纭，身体痹麻，荣卫不通，行坐如摇动及产后虚损，并宜服补益大泽兰丸方：

泽兰二两，甘草（炙微赤，锉）一两，石斛（去根锉）一两，紫菀（洗去苗土）一两，厚朴（去粗皮，涂生姜汁，炙令香熟）一两半，石膏（细研，水飞过）二两，芎䓖一两，人参（去芦头）一两，白芷三分，续断一两，芜荑三分，藁本三分，柏子仁一两半，干姜（炮裂，锉）一两，紫石英（细研，水飞过）二两，当归（锉碎，微炒）一两，白术一两，桂心一两，禹余粮（烧醋淬七遍，细碎）二两，熟干地黄一两半，川椒（去目及闭口者，微炒去汗）二两，防风（去芦头）一两，细辛一两，山茱萸一两，钟乳粉二两，白石英（细研，水飞过）二两，阳起石（酒煮半日，细研，水飞过）二两，黄芪（锉）一两，川乌头（炮裂，去皮脐）一两，远志（去心）一两，白茯苓一两，五味子一两，龙骨一两。

上件药，捣罗为末。入研了药令匀，炼蜜和捣五七百杵，丸如梧桐子大。每服空心及晚食前，以温酒下三十丸。

卷七十一·治妇人腹中瘀血诸方

治妇人脏腑宿冷，经脉不利，腹中有瘀血，攻刺疼痛，虻虫散方：

虻虫（炒令微黄，去翅足）半两，水蛭（炒令微黄）半两，桃仁（汤浸去皮尖、双仁，麸炒微黄）三分，乌贼鱼骨半两，牛膝（去苗）半两，鲤鱼鳞（烧灰）半两，桂心半两，芫花（醋拌，炒令干）半两，枳壳（麸炒微黄，去瓤）半两，当归（锉，微炒）半两，赤芍药半两，硇砂半两。

上件药，捣细罗为散。每服食前，以暖酒调下一钱。

卷七十二·治妇人月水不调诸方

治妇人月水不调，脐下疞痛，不多嗜食，桑耳散方：

桑耳一两，庵闾一两，牛膝（去苗）一两半，赤芍药一两，土瓜根一两，赤茯苓一两，牡丹一两半，桂心一两半，芎䓖一两，川大黄（锉，微炒）一两半，生干地黄一两，甘草（炙微赤，锉）半两。

上件药，捣细罗为散。每日空腹及晚食前，以温酒调下二钱。

治妇人月水不调，或一月再来，或隔月不来，来又或多或少，淋沥不断，或赤或黄，或黑或如清水，腰腹刺痛，四体虚弱，心腹坚痛，举体沉重，唯欲眠而不欲食，渐加羸瘦，牡丹丸方：

牡丹一两，生干地黄一两，当归（锉，微炒）三分，蒲黄一两，牛膝（去苗）三分，琥珀一两，桃仁（汤浸去皮尖、双仁，麸炒微黄）一两，赤芍药三分，川椒（去目及闭口者，微炒去汗）一两，庵闾子一两，水蛭（炒令微黄）半两，干姜（炮裂，锉）三分，泽兰一两，䗪虫（微炒）三七枚，黄芩三分，桑耳三分，芎䓖一两，虻虫（炒微黄，去翅足）半两。

上件药，捣罗为末。炼蜜和捣三五百杵，丸如梧桐子大。每日空心及晚食前，以温酒下二（三）十丸。

治妇人月水不调，或一月再来，或满月不来，或多或少，脐下疞痛，面色萎黄，四体虚翕，羸瘦，不能饮食，生干地黄丸方：

生干地黄、桃仁（汤浸去皮尖、双仁，麸炒微黄）、当归（锉，微炒）、牛膝（去苗）、川大黄（别捣为末）、芎䓖、土瓜根、赤芍药、桂心、川芒硝以上各二两，虻虫（炒令微黄，去翅足）一两，水蛭（炒微黄）半两。

上件药，捣罗为末。以头醋三升，熬大黄末成膏。和诸药末，捣三二百杵，丸如梧桐子大。每日空心及晚食前，煎红蓝花汤下二十丸。

又方：生地黄（切）一斤。

上以酒三大盏，煎取一盏半，去滓，分为三服，一日服尽。

又方：上取鹿角捣罗为末。每服，以温酒调下三钱。

卷七十二·治妇人月水不利诸方

夫妇人月水不利者，由劳伤血气，致冷体虚，而受风冷客于胞内，损伤冲任之脉、手太阳少阴之经故也。冲任之脉为经脉之海，皆起于胞内。手太阳小肠之经也，手少阴心之经也，此二经为表里，主下为月水。风冷客于经络，搏于血气，血得冷则壅滞，故令月水来不宣利也。诊其脉，从寸口来至，状如琴弦。苦腹痛，月水不利，孔窍生疮，又在手关上脉沉，足厥阴经也。沉为阴，主月水不利，腰腹痛。尺脉滑，血气实，经络不利。又尺脉来而断绝者，月水不利也。又寸关调如故，而尺脉绝不至者，月水不利也。当患小腹引腰痛，气滞上攻胸膈也。

治妇人月水不利，脐腹疼痛，不欲饮食，牡丹散方：

牡丹一两，赤茯苓三分，木香半两，赤芍药三分，当归（锉，微炒）三分，生干地黄三分，桂心三分，白术三分，石韦（去毛）半两，桃仁（汤浸去皮尖、双仁，麸炒微黄）三分，川大黄（锉，微炒）一两。

上件药，捣粗罗为散。每服三钱，以水一中盏，入生姜半分，煎至五分。去滓。每于食前稍热服之。

治妇人月水不利，攻脐腹疼痛，口干不食，琥珀散方：

琥珀一两，土瓜根一两，当归（锉，微炒）一两，藕根一两，姜黄一两，白术半两，桂心半两，生干地黄三分，赤芍药三分，牛膝（去苗）三分，凌霄花三分，庵闾子三分，川大黄（锉，微炒）一两。

上件药，捣筛为散。每服三钱，以水一中盏，煎至五分。去滓。每于食前温服。

治妇人月水不利，攻脐腹疼痛，头目昏闷，赤龙鳞散方：

赤鲤鱼鳞（烧灰）二两，黑豆（醋拌，烧令焦）二合，羚羊角（炒令燥）三两，乱发灰一两，藕节一两，水蛭（炒微黄）一分，桂心一两，木香一两，虻虫（微炒黄，去翅足）一分，当归（锉，微炒）一两，白僵蚕（微炒）三分，赤芍药一两，麝香（细研）一分。

上件药，捣细罗为散。入麝香研令匀。每于食前，以热酒调下一钱。

治妇人月水不利，脐腹疞痛，牛膝散方：

牛膝（去苗）一两，桂心半两，赤芍药半两，当归（锉，微炒）半两，木香半两，牡丹半两，延胡索半两，芎䓖半两，桃仁（汤浸去皮尖、双仁，麸炒微黄）三分。

上件药，捣细罗为散。每服食前，以温酒调下一钱。

治妇人月水不利，脐腹疼痛不可忍，没药散方：

没药、当归（锉，微炒）、延胡索、鬼箭羽、琥珀、庵闾子各一两。

上件药，捣细罗为散。不计时候，以热酒调下一钱。产后败血攻刺，心腹疼痛，服之亦效。

治妇人月水不利，脐腹疼痛，不多饮食，四肢瘦弱，牛膝丸方：

牛膝（去苗）一两，当归（锉，微炒）半两，白术半两，芎䓖半两，桂心半两，桃仁（汤浸去皮尖、双仁，麸炒微黄）三分，川大黄（锉，微炒）一两，水蛭（炒微黄）一分，鬼箭羽三分。

上件药，捣罗为末。炼蜜和丸，如梧桐子大。每于食前，以温酒下二十丸。

治妇人月水不利，忧悒，心下支满，血气上攻，心腹疼痛，不得睡卧，桂心丸方：

桂心半两，赤芍药半两，土瓜根半两，黄芩半两，汉椒（去目及闭口者，微炒去汗）一分，干漆（捣碎，炒令烟出）半两，当归（锉，微炒）半两，川大黄（锉碎，微炒）一两。

上件药，捣罗为末。炼蜜和丸，如梧桐子大。每于食前，以温酒下二十丸。

治妇人月水不利，脐下结痛，桃仁丸方：

桃仁（汤浸去皮尖、双仁，麸炒微黄）三分，牛膝（去苗）一两，当归（锉，微炒）一两，桂心半两，瞿麦半两，川大黄（锉，微炒）一两。

上件药，捣罗为末。炼蜜和丸，如梧桐子大。每于食前，以温酒下二十丸。

卷七十二·治妇人月水来腹痛诸方

夫妇人月水来腹痛者，劳伤血气，致令体虚，风冷之气，客于胞络，损冲任之脉，手太阳少阴之经。冲脉任脉皆起于胞内，为经脉之海也。手太阳小肠之经也，手少阴心之经也，此二经为表里，主下为月水。其经血虚则受风冷，故月水将下之际，血气动于风冷，风冷与血气相击，故令痛也。

治妇人月水每来，不得快利，于脐下疼痛不可忍，熟干地黄散方：

熟干地黄二（一）分，庵闾子、延胡索、当归（锉，微炒）、木香、京三棱（微煨，锉）、蓬莪术、桂心、赤芍药各半两。

上件药，捣粗罗为散。每服二（三）钱，以水一中盏，入生姜半分，煎至六分，次入酒二合，更煎三两沸。去滓。食前稍热服。

治妇人月水每来，脐下疞刺，四肢烦疼，芎䓖散方：

芎䓖、桂心、桃仁（汤浸去皮尖、双仁，微炒）、吴茱萸（汤浸七遍，焙干微炒）、当归（锉，微炒）各三分，厚朴（去粗皮，涂生姜汁，炙令香熟）一两。

上件药，捣筛为散。每服三钱。以水一中盏，煎至六分。去滓。食前稍热服。

治妇人月水每来，绕脐疼痛，上抢心胸，往来寒热，桃仁散方：

桃仁（汤浸去皮尖、双仁，麸炒微黄）、薏苡仁、代赭、赤茯苓、牛膝（去苗）、川大黄（锉，微炒）以上各一两，桂心一两，䗪虫（微炒）一两。

上件药，捣细罗为散。每于食前，以温酒调下一钱。

治妇人月水每来，腰腹疼痛，䗪虫散方：

䗪虫（微炒）四枚，芎䓖半两，女青一分，川大黄（锉，微炒）一分，川椒（去目及闭口者，微炒去汗）一分，干姜（炮裂，锉）一分，桂心半两。

上件药，捣细罗为散。每于食前，以温酒调下一钱。

治妇人胞络夙挟风冷，每至月事来时，脐腹多痛，蓬莪术散方：

蓬莪术一两，当归（锉，微炒）一两，桂心半两，芎䓖半两，川大黄（锉，微炒）一两，牡丹半两，木香半两，延胡索半两，赤芍药半两，桃仁（汤浸去皮尖、双仁，麸炒微黄）三分。

上件药，捣细罗为散。每于食前，以温酒调下一钱。

治妇人月信来时，脐腹痛如锥刀所刺，麒麟竭散方：

麒麟竭、芫花（醋拌，炒令干）、芎䓖、桂心、延胡索、当归（锉，微炒）、琥珀以上各半两，麝香（研入）一分。

上件药，捣细罗为散。每于食前，以热酒调下一钱。

治妇人月水每来，心间刺痛，腹内疞结，琥珀散方：

琥珀三分，芫花（醋浸，炒令干）一分，牛膝（去苗）三分，当归（锉，微炒）三分，赤芍药三分，没药半两。

上件药，捣细罗为散。每服于食前，以温酒调下一钱。

治妇人月水每来，脐腹乍痛，时发寒热，面色萎黄，䗪虫散方：

䗪虫（微炒）十枚，芎䓖一两，当归（锉，微炒）一两，女青一两，赤芍药一两，川大黄（锉，微炒）半两，川椒（去目及闭口者，微炒去汗）一分，桂心半两。

上件药，捣细罗为散。每于食前，以温酒调下一钱。

治妇人夙有滞血，至月水来时，脐腹疼痛，干漆丸方：

干漆（捣碎，炒令烟出）一两，桃仁（汤浸去皮尖、双仁，麸炒微黄）三分，木香半两，槟榔半两，芫花（醋拌，炒令干）三分，赤芍药三分，硇砂半两，当归（锉，微炒）三分，桂心三分。

上件药，捣罗为末。以醋煮面糊和丸，如梧桐子大。每服不计时候，以生姜酒下七丸。

治妇人月水每来，脐下疞痛，如锥刀所刺，及腰背疼痛，当归丸方：

当归（锉，微炒）二两，琥珀一两，庵闾子一两，益母草半两，吴茱萸（汤浸七遍，炒令黄）一两，桂心一两，秦椒（去目及闭口者，微炒去汗）一两，牛膝（去苗）一两，水蛭（炒微黄）半两，芎䓖一两，延胡索一两，没药一两。

上件药，捣罗为末。炼蜜和捣三五百杵，丸如梧桐子大。每于食前，以温酒下十五丸。

治妇人夙有积血，月水来时，腹中疞痛，宜下之，朴硝丸方：

川朴硝、当归（锉，微炒）、薏苡仁、川大黄（锉，微炒）以上各二两，代赭、牛膝（去苗）、桃仁（汤浸去皮尖、双仁，麸炒微黄）各一两。

上件药，捣罗为末。炼蜜和捣三二百杵，丸如梧桐子大。每于食前，以温酒下十丸。

治妇人久积虚冷，四肢羸瘦，饮食微少，月水来时，脐腹疼痛不可忍，硇砂丸方：

硇砂（以浆水一升熬如膏）二两，当归（锉，微炒）、琥珀、附子（炮裂，去皮脐）、没药、桂心、木香以上各一两。

上件药，捣罗为末，以枣肉并硇砂膏同和。捣三五百杵，丸如梧桐子大。每于食前，以温酒下十三（五）丸。

治妇人夙血积滞，每至月水来时，脐下疞痛，金漆丸方：

金漆一两，硫黄一两，水银（与硫黄结为砂子，细研）半两，硇砂（细研）半两，没药（细研）一两，鬼箭羽一两，当归（锉，微炒，捣平）一两，狗胆（干者捣末）四枚，巴豆（去皮心研，纸裹压去油）一分。

上件药，先将水银砂子及巴豆，同研令匀。以酽醋一升半，熬金漆令稠。下诸药末和丸，如绿豆大。每于食前，以温酒下五丸。

治妇人血海风冷，月水每来，攻刺脐腹疼痛，面色萎黄，四肢无力，朱砂丸方：

朱砂（细研，水飞过）二两，硇砂（细研）二两，半夏（汤洗七遍去滑）一两，木香一两，当归（锉，微炒）一两，巴豆（去皮心，用纸裹压去油）一分。

上件药，捣罗为末，都研令匀。先以酽醋一升，和狗胆一枚汁，煎如稀饧，和丸如绿豆大。每于食前，以醋汤下二丸。

又方：

芫花（醋拌，炒令干）一分，当归（锉，微炒）半两，木香半两。

上件药，捣细罗为散。不计时候，以热酒调下一钱。

又方：

延胡索一两，当归（锉，微炒）一两。

上件药，捣筛为散。每服三钱，以水一中盏，入生姜半分。煎至五分，去滓。食前稍热服之。

（二）《圣济总录》[5]

卷一百五十·妇人血风统论

论曰：气凭血运，血依气行，二者不可斯须离，天和日温，则血气淖溢，天寒日阴，则血气凝泣。苟风寒客于血府，则变生诸病。盖风善行而数变，或为寒热，或为疼痛，或为拘挛，或为偏枯。其候不一，当随证而治之。

卷一百五十·妇人血风劳气

治妇人血风劳气，头项筋急疼痛，咽喉干，脐腹痛，四肢无力，血脏经脉不调，地黄丸方：

生干地黄二两，地骨皮、麦门冬（去心，焙）、柴胡（去苗）、枳壳（去瓤，麸炒）、赤芍药、黄连（去须）、羚羊角（屑）、桃仁（汤去皮尖、双仁，炒）、百合、桔梗（炒）各一两一分，郁李仁（汤浸去皮，炒）、玄参、槟榔（锉）、茯神（去木）各一两。

上一十五味，捣罗为末，炼蜜和丸，梧桐子大。每服二十丸至三十丸，煎茯苓汤下。

治妇人血风劳气，四肢少力，月候不调，脐腹疼痛，茯苓丸方：

白茯苓（去黑皮）、当归（切，焙）、防风（去叉）、山芋、黄芪（锉）、覆盆子各一两半，牛膝（酒浸，切，焙）、人参、独活（去芦头）、山茱萸、芎䓖、蜀椒（去目并闭口，炒出汗）、芜荑（熬）、厚朴（去粗皮，生姜汁炙）、藁本（去苗土）、桂（去粗皮）各一两，泽兰一两三分，熟干地黄（焙）三两。

上一十八味，捣罗为末，炼蜜和丸，如梧桐子大。每服三十丸，温酒下，不拘时。

卷一百五十一·妇人月水不利

论曰：凡月水不利，有因风冷伤于经络，血气得冷则涩而不利者，有因心气抑滞，血气郁结，不能宣流者，二者当审订而疗之。

治妇人月水不利，胸胁痞满，脐腹刺痛，手足烦热，薏苡仁丸方：

薏苡仁二两，干姜（炮裂）、吴茱萸（汤浸七遍，焙干，微炒）、附子（炮裂，去皮脐）、大黄（锉，炒）、芍药各一两，黄芩（去黑心）、生干地黄（微炒）、当归（微炒）、桂（去粗皮）、白术各半两，蜀椒（去目并合口者，炒出汗）、人参、石韦（去毛，微炙）各一分，桃仁（汤浸去皮尖、双仁，麸炒黄色）三十枚。

上一十五味，捣罗为末，炼蜜和丸，如梧桐子大。每服二十丸，温酒下，日三。

治妇人月水不利，腹中满痛，虎掌汤方：

虎掌（锉）半两，大黄（锉，炒）二两，桃仁（汤浸去皮尖、双仁，麸炒黄）三十枚，水蛭（以糯米同炒米熟，去米用）二十一枚。

上四味，粗捣筛，每服二钱匕，水一盏，煎七分，去滓温服，血快即止。

治妇人月水不利，气血不和，脐下疞痛，面色萎黄，身体羸瘦，饮食不下，桃仁丸方：

桃仁（汤浸去皮尖、双仁，麸炒黄）、牡丹皮、当归（微炒）各三两，芎䓖、土瓜根（去土，锉）、芍药、桂（去粗皮）、牛膝（酒浸，切，焙）、防风（去叉）各二两，甘草（炙）一两。

上一十味，捣罗为末，炼蜜和剂，熟捣丸如梧桐子大。每服三十丸，空心温酒下，渐加至五十丸。

治妇人月水不利，脐腹疠痛，身体疼倦，鳖甲丸方：

鳖甲（去裙襕，醋炙）、芎䓖、贝母（去心秤）各三分，苦参二两，赤芍药、牡丹皮、紫苏子（微炒）、熟干地黄（焙）各一两。

上八味，捣罗为末，炼蜜和丸，如梧桐子大。每服二十丸，空心温酒下，渐加至三十丸。

治妇人月水不利，或前或后，乍多乍少，腰疼腹痛，手足烦热，唇口干燥，牡丹丸方：

牡丹皮一两一分，苦参半两，贝母（去心秤）三分。

上三味，捣罗为末，炼蜜和剂捣熟，丸如梧桐子大。每服二十丸，加至三十丸，空腹米饮下，日三。

治妇人血水不利，体热烦闷，少腹腰脚沉重疼痛，及产后恶露不快，大便秘涩，金花散方：

桂（去粗皮）、威灵仙（去土）、白芷。

上五味[①]等分，捣罗为散，和匀，每服二钱匕，煎陈曲汤调下。

治妇人月水不利，脐下撮痛，食减羸劣，当归汤方：

当归（切，焙）、甘草（炙，锉）、桂（去粗皮）、木贼、大黄（锉，炒）、京三棱（炮，锉）各一两，威灵仙（去土）、生干地黄（焙）、王不留行、槟榔、延胡索、代赭（煅，醋淬）、天雄（炮裂，去皮脐）、鳖甲（去裙襕，醋炙）各一两半，红蓝花（炒）三分。

上一十五味，㕮咀如麻豆，每服五钱匕，水一盏半，煎八分，去滓温

① 原文如此。

服。不拘时候。

卷一百五十一·妇人月水不调

论曰：月水不调者，经血或多或少，或清或浊，或先期而来，或后期而至是也。盖由失于调养，而冲任虚损，天癸之气，乖于常度，故《内经》曰：任脉通，冲脉盛，月事以时下。言其有常度也。

治妇人月水不调，头目昏眩，心腹气痛，四肢麻痹，脐下胀闷，茯神汤方：

茯神（去木）、赤芍药、地榆、熟干地黄（焙）各一两半，地骨皮、白术、甘菊花、柴胡（去苗）各一两。

上八味，粗捣筛，每服三钱匕，水一盏，煎至六分，去滓温服。

治妇人月水不调，血气攻刺，脐下疠痛不可忍，当归汤方：

当归（切，焙）、桂（去粗皮）、甘草（炙，锉）各二两，赤芍药、白茯苓（去黑皮）各二两半。

上五味，粗捣筛，每服三钱匕，水一盏，煎至六分，去滓温服，相次再服。

治妇人月水不调，或多或少，腹中冷痛，吴茱萸汤方：

吴茱萸（汤洗，焙干，炒）一升，生姜（切，炒）、桂（去粗皮）各五两，大枣（去核炒）十枚，人参、牛膝（酒浸，切，焙）、芍药各一两，甘草（炙，锉）半两，小麦、牡丹皮各一两半，半夏（汤洗七遍）二两半，桃仁（汤浸去皮尖、双仁炒）二十枚。

上一十二味，粗捣筛，每服三钱匕，水半盏，酒半盏，煎至七分，去滓温服，良久再服，如不饮酒，只以水煎。

治妇人月水不调，胸膈气闷，脐腹疠痛，头眩心烦，赤芍药汤方：

赤芍药、黄芪（锉）、熟干地黄（焙）、防风、五味子各一两半，桔梗

（炒）、白茯苓（去黑皮）、羚羊角（镑）各一两。

上八味，粗捣筛，每服三钱匕，水一盏，煎至七分，去滓空腹温服，日再。

治妇人月水不调，或不通利，发即刺痛，鳖甲汤方：

鳖甲（去裙襕，醋炙）、大黄（锉，炒）、桂（去粗皮）、羌活（去芦头）、枳壳（去瓤，麸炒）、当归（切，焙）、芎䓖、吴茱萸（汤浸七遍，焙干，炒）、瞿麦穗、牛膝各三分，槟榔（锉）三枚。

上一十一味，粗捣筛，每服三钱匕，水一盏，生姜一枣大（拍破），煎至六分，去滓温服。

治妇人月水不调，或多或少，脐下胀满、疼痛，白茯苓丸方：

白茯苓（去黑皮）、黄芪（炙，锉）、薏苡仁、萆薢、山茱萸、赤芍药各一两半，枳壳（去瓤，麸炒）一两一分，白槟榔（炮，锉）、熟干地黄（焙）各二两，桃仁（汤浸去皮尖、双仁，麸炒黄色）二两半，当归（切，焙）一两。

上一十一味，捣罗为末，炼蜜和涂酥捣熟，丸如梧桐子大。每服四十丸，空腹煎枣汤下。

治妇人月水不调，或多或少，脐下块结，痛如锥刺，不治即成劳疾，赤芍药丸方：

赤芍药、大黄（锉，炒）、吴茱萸（汤洗，焙炒）、干姜（炮）、厚朴（去粗皮，生姜汁炙，锉）、细辛（去苗叶）、牡丹（去心）各一两半，芎䓖、当归（切，炒）各二两，桃仁（汤浸去皮尖、双仁，炒）二两半，附子（炮裂，去皮脐）一两。

上一十一味，捣罗为末，炼蜜和涂酥捣熟，丸如梧桐子大。每服二十丸，空心酒下。渐加至三十丸，久冷劳可服至四十丸，觉暖即减丸数。

治妇人月水不调，或不通利，或一月再来，或如豉汁，腹痛难任，牛膝丸方：

牛膝（酒浸，切，焙）、桃仁（去皮尖、双仁，炒黄）、牡丹皮、庵闾子各一两一分，桂（去粗皮）、赤芍药、芎藭、当归（切，炒）、大黄（锉，炒）各一两，蒲黄三分。

上一十味，捣罗为末，炼蜜和丸，如梧桐子大。每服四十丸，空心酒下，日二，加至五十丸。

治妇人经候不调，脐下疞痛，桂心庵闾子丸方：

桂（去粗皮）、芎藭、土瓜根、桑耳（微炒）、牛膝（酒浸，切，焙）、大黄（锉，炒）、庵闾子各一两，赤茯苓（去黑皮）一两一分，熟干地黄（切，炒）二两，甘草（炙，锉）三分，赤芍药一两半。

上一十一味，捣罗为末，炼蜜和丸，如梧桐子大。每服二十丸，空腹酒下，渐加至三十丸。

治妇人月水不调，绕脐腹痛，上抢心胸，往来寒热，薏苡仁散方：

薏苡仁、代赭（丁头者）、牛膝（酒浸，切，焙）各二两，白茯苓（去黑皮）一两，大黄（锉，炒）五两，桃仁（汤浸去皮尖、双仁，炒黄）五十枚，桂（去粗皮）半两，䗪虫（微炒）五十枚。

上八味，捣罗为散，每服二钱匕，温酒调下，日三。

治妇人月水不调，脐下疞痛，不思饮食，桑耳散方：

桑耳（微炒）、牛膝（酒浸，切，焙）、赤芍药、土瓜根、白茯苓（去黑皮）、牡丹皮、桂（去粗皮）、甘草（炙，锉）、芎藭、大黄（锉，炒）各一两半，干地黄（焙）一两三分，庵闾子（炒）一两。

上一十二味，捣罗为散，每服三钱匕，空心温酒调下。

治妇人月候不调，或一月再来，或隔月不来，或多或少，脐下疞痛，面色萎黄，四体虚羸，不能饮食，当归汤方：

当归（切，焙）、牛膝（酒浸，切，焙）、桃仁（汤浸去皮尖、双仁，炒黄）、牡丹皮、大黄（锉，炒）各一两半，芎䓖、土瓜根、赤芍药、朴硝、桂（去粗皮）各一两，虻虫（去翅足，糯米同炒米熟，去米）、水蛭（微炒）各一分。

上一十二味，粗捣筛，每服二钱匕，水一盏，煎至六分，去滓温服，日再夜一。

治妇人月经不调，脐下疞痛，桑椹汤方：

桑椹、白茯苓（去黑皮）、牡丹皮、熟干地黄（焙）、桂（去粗皮）、芎䓖各一两。

上六味，粗捣筛，每服三钱匕，水一盏，煎至七分，去滓，空心温服。

治妇人月水不调，或一月再来，或隔月不来，或多或少，淋沥不断，腰腹刺痛不可忍，四体虚弱，不能饮食，心腹坚痛，不欲行动，体重嗜卧，好食酸物，干地黄丸方：

熟干地黄一两半，蒲黄、牛膝（酒浸，切，焙）、赤芍药、牡丹皮、蜀椒（去目并合口者，炒出汗）、白芷、桑耳（炒）、干姜（炮）、黄芩（去黑心）、泽兰叶各半两，䗪虫（微炒）二十枚，桃仁（去皮尖、双仁，炒黄）一两，甘草（炙，锉）、芎䓖、当归（切，焙）、人参、丹参各三分，虻虫（去翅足，糯米同炒米熟，去米）、水蛭（炒）各三十五枚。

上二十味，捣罗为末，炼蜜和丸，如梧桐子大。每服二十丸，空心温酒下，渐加至二十五丸。

治妇人月水不调，绕脐疞痛，手足烦热，两脚酸疼，干姜丸方：

干姜（炮）、吴茱萸（汤洗，焙炒）、附子（炮裂，去皮脐）各一两半，黄芩（去黑心）、蜀椒（去目并合口，炒出汗）、熟干地黄（焙）、当归（切，焙）、大黄（锉，炒）、桂（去粗皮）、白术各一两，赤芍药、人参、石韦（去毛）各半两，桃仁（汤浸去皮尖、双仁，炒黄）三十五枚，薏苡仁二两。

上一十五味，捣罗为末，炼蜜和捣，丸如梧桐子大。每服二十丸，温酒下，日再，未知稍加，以知为度。

治妇人月水往来，乍多乍少，脐腹不调时时痛，小腹里急，下引腰身重，牛膝丸方：

牛膝、芍药、人参、大黄各三两，甘草、当归、芎䓖、牡丹皮各二两，桂心一两，䗪虫、蛴螬、蜚蠊各四十枚，虻虫、水蛭各七十枚。

上十四味，捣罗为末，炼蜜和丸，如梧桐子大。每服五丸，空心以温酒下，渐加至七丸，日三，不效稍增之。

治妇人月经不调，腰腹冷痛，面无血色，日见消瘦，胸腹满闷，欲成骨蒸及已成者宜服，半夏饮方：

半夏（汤洗七遍，焙）二两，大黄（锉，炒）一两，芎䓖、当归（炒，焙）、赤芍药、桂（去粗皮）各一两，吴茱萸（洗，焙，微炒）一两半，桃仁（汤去皮尖、双仁，炒）一两，桑寄生一两半，槟榔（煨）三枚。

上一十味，粗捣筛，每服三钱匕，水一盏，入生姜一枣大切，煎至七分，去滓，空腹温服。

治妇人月水不调，脐下撮痛，芎䓖汤方：

芎䓖、黄芪（锉）、桑耳、桔梗各一两半，黄连（去须）、赤芍药、牡蒙、京三棱（炮，锉）、附子（炮裂，去皮脐）、代赭、当归（切，焙）、白术各一两，青橘皮（去白，炒）、黄芩（去黑心）各半两，桂（去粗皮）三分。

上一十五味，㕮咀如麻豆，每服五钱匕，水一盏半，入生姜五片，煎至八分，去滓温服。不拘时。

治妇人经候不调，或所下过多，腹痛腰重，黄连汤方：

黄连（去须）一两，地榆、桑耳、赤石脂、黄芪（锉，炒）各一两半，白芷、厚朴（去粗皮，生姜汁炙）各三分，黄芩（去黑心）半两。

上八味，粗捣筛，每服五钱匕，以水一盏半，入生姜一枣大切，煎取八分，去滓温服，空心食前日三。

卷一百五十一·妇人月水来腹痛

论曰：月事乃经血之余，和调则所下应期，无过与不及之患，若冲任气虚，为风冷所乘，致气脉不顺，所下不调，或前或后，或多或少，风冷之气，与月事相击，故因所下而腰背拘强，脐腹刺痛也。

治妇人月水不调，腰腹疼痛，茯苓饮方：

白茯苓（去黑皮）、当归（微炙）、芍药、甘草（炙）各一两，桂（去粗皮）一两半。

上五味，粗捣筛，每服三钱匕，水一盏，煎七分，去滓，空心温服。

治妇人月水不调，及欲来脐下痛，肢体烦热，当归饮方：

当归（微炙）、肉豆蔻（去壳）、厚朴（去粗皮，生姜汁炙烟出）、甘草（炙）、芍药、枳壳（去瓤，麸炒黄）、白茯苓（去黑皮）、人参各半两。

上八味，粗捣筛，每服三钱匕，水一盏，煎至七分，去滓，空心温服。

治妇人月水来，腹痛脐下坚硬，积血不下，大黄汤方：

大黄（锉碎，微炒）、朴硝、当归（微炙）、芍药各一两，芎䓖一两一分，桂（去粗皮）二两半，厚朴（去粗皮，生姜汁炙烟出，如此七遍）一两一分。

上七味，粗捣筛，每服三钱匕，水一盏，生姜三片，煎至七分，去滓温服，血行即止服。

治妇人月水来，腹内疠痛，或脐下如盘，当归汤方：

当归（微炙）、生干地黄（微炒）、防风（去叉）、山茱萸、黄芪（微炙，锉）、牛膝（去苗，酒浸，焙）各一两，枳壳（去瓤，麸炒黄）、白术（炒）、人参、甘草（炙微赤，锉）、羚羊角屑、芍药各三分。

上一十二味，粗捣筛，每服三钱匕，水一盏，煎七分，去滓温服，食前。

治妇人月水来，腹内疠痛不可忍，温经汤方：

白茯苓（去粗皮）半两，芍药、土瓜根、牡丹（去心）各一两半，丹砂（别研如粉）、薏苡仁各一两。

上六味，除丹砂研外，粗捣筛，即以丹砂和匀，每服三钱匕，水七分，酒三分，共一盏，同煎七分，去滓温服，不计时候。

治妇人月水来不利，攻脐腹痛不可忍，牡丹汤方：

牡丹（去心）、芎䓖、甘草（炙，锉）、黄芩（去黑心）、人参、桂（去粗皮）、干姜（炮裂）、吴茱萸（汤浸三遍，焙干，微炒）各一两半，桃仁（汤浸去皮尖、双仁，麸炒黄色）八十枚，白茯苓（去黑皮）、当归（切，焙）、芍药各一两。

上一十二味，粗捣筛，每服三钱匕，水一盏，煎七分，去滓温服，不计时候。

治妇人月水来，腹痛烦闷体热，芍药汤方：

芍药、人参、厚朴（去粗皮，生姜汁炙烟出）各一两，肉豆蔻（去壳）半两，甘草（炙）、当归（微炙）、枳壳（去瓤，麸炒）各三分。

上七味，粗捣筛，每服三钱匕，水一盏，煎七分，去滓温服，不拘时候。

治妇人月事欲下，腰腹刺痛，或多或少，或月内再来，或如清水，或似豉汁，心下坚满，沉重虚乏，日渐黄瘦，干地黄丸方：

生干地黄（微炒）、桃仁（汤去皮尖、双仁，麸炒黄）各一两一分，芎䓖、白芷、蒲黄各一两，当归（微炙）、牛膝（酒浸，去苗，切，焙）、甘草（炙）、芍药、牡丹、干姜（炮裂）、人参、桂（去粗皮）各三分，水蛭（以糯米少许同炒，米熟为度）、虻虫（去翅足，微炒）各三十枚。

上一十五味，捣罗为末，炼蜜和丸，梧桐子大，每服三十丸，温酒下，米饮亦得。

治妇人月水不利，脐腹疼痛，大黄汤方：

大黄（锉碎，微炒）、人参、牛膝（去苗，酒浸，切，焙）各一两，桂（去粗皮）、羌活（去芦头）、枳壳（去瓤，麸炒黄）、当归（微炙）、芎䓖、瞿麦穗各三分，槟榔（锉）三枚，芍药、吴茱萸（微炒）各半两。

上一十二味，粗捣筛，每服三钱匕，水一盏，生姜一分拍破，同煎至六分，去滓，下硝石半钱温服，如人行三五里再服。

治妇人月水来，腰腹刺痛，不可忍，或多或少，来如清水，或似豉汁，虚乏黄瘦，芎䓖丸方：

芎䓖、白芷各一两，生干地黄（锉碎）、桃仁（汤去皮尖、双仁，炒黄）各一两一分，干姜（炮）、甘草（炙）、蒲黄（微炒）各半两，芍药、牡丹（去心）、桂（去粗皮）、牛膝（去苗，酒浸，切，焙）、人参、当归（切，焙）各三分。

上一十三味，捣罗为末，炼蜜和，更捣匀熟，丸如梧桐子大。每服二十丸，米饮或温酒下，空心食前日三。

治妇人虚冷，月水凝涩不利，腹内疼痛，四肢烦热，皮肤瘾疹，饮食减少，琥珀丸方：

琥珀（别研）、木香、禹余粮（煅，醋淬）、白术、芍药、鳖甲（去裙襕，酒浸，炙令香）、桂（去粗皮）、附子（炮裂，去皮脐）、羌活（去芦头）、蓬莪术（炮，锉）、细辛（去苗叶）、牡丹（去心）、肉豆蔻（去壳）、人参、京三棱（炮，锉）、黄芪（锉）各一两，当归（微焙）、槟榔（锉）、枳壳（去瓤，麸炒）各一两半，柴胡（去苗）、芎䓖、桃仁（汤去皮尖、双仁，炒黄色）各二两，安息香（研）半两。

上二十三味，捣罗为末，以生地黄自然汁一碗，与药末同拌，次用酒煮面糊为丸，如梧桐子大。每服二十丸，空心温酒下。

治妇人月事欲下，脐腹撮痛不可忍，吴茱萸丸方：

吴茱萸（汤浸七遍，焙干）三分，当归（微炙）、桃仁（去皮尖、双仁，麸炒黄）各一两一分，大黄（锉碎，微炒）、朴硝、桂（去粗皮）、牛膝（去苗，酒浸，切，焙）、芎䓖、黄芪（锉）、人参各一两。

上一十味，捣罗为末，炼蜜和捣令匀熟，丸如梧桐子大，空心酒下三十丸，加至四十丸，日三服，或为散子，温酒调服一钱匕，亦得。

治月事欲下，腹疼痛，苦参丸方：

苦参（洗，锉碎）、牡丹（去心）、赤茯苓（去黑皮）、赤芍药、当归（微炒）、大黄（锉碎，微炒）各一两，食茱萸、延胡索、五味子、荷叶（微炙）各半两，槟榔（生用，锉）五枚，桂（去粗皮）三分。

上一十二味，捣罗为末，炼蜜和捣令匀熟，丸梧桐子大。每日空心酒下三十丸，加至四十丸，以瘥为度。

治月水不利，或将下少腹痛，桃仁汤方：

桃仁（汤去皮尖、双仁，炒黄）十五枚，干姜（炮裂）、木香（炮）、芍药、吴茱萸（微炒）、当归（微炙）各一两，甘草（炙）半两，桂（去粗皮）一两半，大黄（锉碎，炒熟）二两。

上九味，粗捣筛，每服三钱匕，水一盏，煎至七分，去滓，入芒硝少许，更煎一两沸温服。

治妇人月水欲来，腰腹先痛，呕逆不食，三棱汤方：

京三棱（炮，锉）、芎䓖、天雄（炮裂，去皮脐）、桑根白皮（锉）、地榆、黄连（去须）、代赭（煅，醋淬）、当归（切，焙）、白术各一两，厚朴（去粗皮，生姜汁炙，锉）、黄芩（去黑心）、桂（去粗皮）各半两，肉豆蔻（去壳）一枚。

上一十三味，㕮咀如麻豆，每服五钱匕，水一盏半，入生姜五片，煎取八分，去滓温服，不拘时。

卷一百五十一·室女月水不调

论曰：血者阴之物，象月盈亏，应时而至，故谓之月水，女子冲任气虚，经络不和。其血应至而未至，未至而先至，或断或续，或多或少，血色有异，是月水不调之证也。

治室女月水不调，或多或少，或断或绝，不快不利，攻刺疼痛，四肢无力，不思饮食，多困黄瘦，胸膈痞满，沉香汤方：

沉香一两，柴胡（去苗）、秦艽（去苗土）、肉豆蔻（去壳）、白芷、黄芪（锉）、鳖甲（去裙襴，醋炙）、桔梗（炒）、桂（去粗皮）各二两，当归（切，洗，焙）、槟榔（锉）、芍药、人参、白茯苓（去黑皮）、海桐皮（锉）、枳壳（去瓤，麸炒）、甘草（炙）、熟干地黄（焙）、酸枣仁、木香各一两，荆芥穗三两。

上二十四味，粗捣筛，每服三钱匕，水一盏，生姜三片，乌梅半枚，同煎至七分，去滓温服，日三。

治室女血气不调，止后复来，脐腹冷疼，泽兰丸方：

泽兰叶、牡丹皮、芎䓖、当归（切，焙）、延胡索、蓬莪术（炮，锉）、京三棱（炮，锉）、芍药、熟干地黄（焙）各一两，桂（去粗皮）、青橘皮（去白，炒）、乌头（炮裂，去皮脐）各三分。

上一十二味，细捣为末，用酒面糊为丸，梧桐子大，每服二十丸，空心食前温酒下。

卷一百五十三·妇人瘀血

论曰：瘀血者，由经水蓄聚，或产后恶露不尽，皆本冲任气虚，风冷所乘，气不能宣，故血瘀也，瘀血不去，结痼成积，则令人面黄肌瘦，烦渴憎寒，腰腹重痛，久变癥瘕。

治妇人经水否涩，因冷血瘀不通，结积脐腹，发为气痛，面黄体瘦，桃仁汤方：

桃仁（去皮尖、双仁，炒）、大黄（生用）各一两，桂（去粗皮）、当归（切，焙）各三分，甘草（炙）半两，虻虫（去头翅足，炒）、水蛭（炒焦）各十枚。

上七味，粗捣筛，每服三钱匕，水一盏，煎至七分，去滓，下芒硝半钱匕，搅匀，放温，空心日晚再服。

卷一百九十二·任脉

气海一穴，一名脖胦，一名下肓，在脐下一寸五分，任脉气所发，治脐下冷气上冲，心下气结成块，状如覆杯，小便赤涩，妇人月事不调，带下经血暴脱，因产恶露不止，绕脐疞痛，针入八分，得气即泻，泻后宜补之，可灸百壮。气海者是男子生气之海也，治脏气虚惫，真气不足，一切气疾久不瘥，悉皆灸之。

（三）《普济本事方》[20]

卷外·顺气木香散

治气不升降，呕逆恶心，胸膈痞满，胁肋胀闷，及酒食所伤，噫气吞酸，心脾刺痛，大便不调，面黄肌瘦，不思饮食，兼疗妇人血气刺痛，及一切冷气绕脐撮痛。

良姜（去芦，炒）、干姜（炮）、茴香（炒）、陈皮（去白）、缩砂、肉桂（去粗皮，不见火）、丁皮（不见火）、桔梗（去芦，炒）、厚朴（去粗皮，姜制）、苍术（米泔浸）、甘草（炙）各等分。去干姜、丁皮、厚朴，加香附子、青皮，曰和气散。

上细末。每服二钱，水一盏，生姜三片，枣二枚，同煎八分，稍热服，不拘时候，或入盐少许，沸汤点服。常服宽中和胃。

卷外·椒红丸

治妇人血气不调，脏腑怯弱，风冷邪气，乘虚客搏，脐腹冷疼，胁肋时胀，面色萎黄，肌体羸瘦，怠惰嗜卧，不思饮食。常服补虚损，暖下脏，逐痼冷，进饮食。

沉香、莪术、诃子（煨，去核）、椒红（微炒，出汗）、当归（微炒）、附子（炮，去尖、脐、皮）、白术各一两，麝香（别研）一分，丁香、肉豆蔻（炮）、良姜（切，麻油炒）各半两。

上细末，入麝香匀，酒煮面糊，丸如梧桐子大。每服十丸，温酒吞下，空心食前。

卷九·伤寒时疫（下）·气海

气海一穴，道家名曰丹田，在脐下一寸五分，任脉气所发。治脐下冷气上冲，心下气结成块，妇人月事不调，崩中带下，因产恶露不止，绕脐疠痛。针入八分，灸可百壮。此男子生气之海也。脏气虚惫，真气不足，一切气疾，悉可灸之。阴证伤寒。不限壮数，更于关元穴灸之，以手和暖为度（关元穴在第二卷）。

卷十·治妇人诸疾

紫石英丸

治妇人病多是月经乍多乍少，或前或后，时发疼痛，医者一例呼为经病，不曾说得是阴胜阳，是阳胜阴，所以服药少得有效。盖阴气乘阳，则胞寒气冷，血不运行，经所谓天寒地冻，水凝成冰，故令乍少，而在月后。若阳气乘阴，则血流散溢，经所谓天暑地热，经水沸溢，故令乍多，而在月前。当和其阴阳，调其血气，使不相乘，以平为福。

紫石英、禹余粮（烧，醋淬）、人参（去芦）、龙骨、川乌头（炮，去皮尖）、桂心（不见火）、杜仲（去皮，锉如豆，炒令黑）、桑寄生、五味子（拣）、远志（去心）、泽泻、当归（去芦，洗，薄切，焙干，秤）、石斛（去根，净洗，细锉，酒焙）、苁蓉（酒浸水洗，焙干）、干姜（炮）各一两，川椒（去目并合口，微炒，地上出汗）、牡蛎（盐泥固济干，火烧通赤，去泥用）、甘草（炙）各半两。

上为末，炼蜜丸如桐子大，米饮下三十丸至五十丸，空心食前。

通经丸

治妇人室女月候不通，疼痛，或成血瘕。

桂心（不见火）、青皮（去白）、大黄（炮）、干姜（炮）、川椒（去目并合口，微炒，地上出汗）、蓬莪术、川乌（炮，去皮、尖）、干漆（炒，令烟出）、当归（洗，去芦，薄切，焙干，秤）、桃仁（去皮、尖，炒）各等分。

上细末，将四分用米醋熬成膏，和余六分末成剂，臼中治之，丸如桐子大，阴干。每服二十丸，用淡醋汤送下。加至三十丸，温酒亦得，空心食前服。

徽州医巫张横，顷年缘事在推勘院，有王医者，以医职直宿，日夜与之稔熟，口传此方，渠甚秘之，予后得此方，以治妇人疾，不可胜数，且欲广行，不敢自秘。寻常气血凝滞疼痛，数服便效。

琥珀散

治妇人月经壅滞，每发心腹脐间疠痛不可忍。及治产后恶露不快，血上抢心，迷闷不省，气绝欲死。

京三棱（制）、蓬莪术（锉）、赤芍药、刘寄奴（去梗）、牡丹皮（去心）、官桂（不见火）、熟干地黄、菊花（去萼）、真蒲黄、当归（干，秤，细锉）各一两。

上前五味，用乌豆一升，生姜半斤切片，米醋四升，同煮豆烂为度。焙干，入后五味同为末。每服二钱，温酒调下，空心食前服。一方不用菊花、蒲黄，用乌药、延胡索，亦佳。此予家之秘方也。若是寻常血气痛，只一服。产后血冲心，二服便下。常服尤佳。予前后救人，急切不少。此药易合，宜多合以救人。

（四）《三因极一病证方论》[21]

卷十八·产后杂病治法

当归养血丸

治产后恶血不散，发渴疼痛；及恶露不快，脐腹坚胀；兼室女经候不匀，赤白带下，心腹腰脚疼痛。

当归、赤芍药、牡丹皮、延胡索（炒）各二两，桂心一两。

上为末，蜜丸，如梧子大。温酒、米饮下三五丸，食前温服；痛甚，细嚼咽下。

卷十八·妇人女子众病论证治法

济阴丹

治妇人久冷无子，及数经堕胎。皆因冲任之脉虚冷，胞内宿挟疾病，经水不时，暴下不止，月内再行，或前或后，或崩中漏下，三十六疾，积聚癥瘕，脐下冷痛，小便白浊。以上疾证，皆令孕育不成，以至绝嗣。此药治产后百病。百日内常服，除宿血，生新血，令人有孕，及生子充实。亦治男子亡血诸疾。

木香（炮）、茯苓、京墨（烧）、桃仁（炒去皮尖）各一两，秦艽、甘草（炙）、人参、桔梗（炒）、石斛（酒浸）、蚕布（烧）、藁本各二两，当归、桂心、干姜（炮）、细辛、牡丹皮、川芎各一两半，川椒（炒）、山药各三分，泽兰、熟地黄、香附各四两，苍术八两，大豆卷（炒）半升，糯米（炒）一升。

上为末，蜜丸，每两作六丸。每一丸嚼细，食前温酒、醋汤任下。

四物汤

调益荣卫，滋养气血。治冲任虚损，月水不调，脐腹疞痛，崩中漏下，血瘕块硬，发歇疼痛，妊娠宿冷，将理失宜，胎动不安，血下不止；及产后乘虚，风寒内搏，恶露不下，结生瘕聚，小腹坚痛，时作寒热。又治血脏虚冷，崩中去血。

熟地黄、当归（酒浸洗）、川芎、白芍药各等分。

上为锉散，每服四钱，水一盏半，煎七分，去滓，空心服。忌葱、萝卜。

牡丹散

治血虚劳倦，五心烦热，肢体疼痛，头目昏重，心忪颊赤，口燥咽干，发热盗汗，减食嗜卧；及血热相搏，月水不利，脐腹胀痛，寒热如疟。又治室女血弱阴虚，荣卫不和，痰嗽潮热，肌体羸瘦，渐成骨蒸。

牡丹皮、芍药、甘草（一半盐汤浸炙，一半生用）、桂心、没药（别研）、延胡索、红花、当归、乌药各一两，陈皮、苏木、鬼箭、蓬术（炮）各一分，干漆（炒）二钱。

上为末，每服二钱，白水煎七分。忌生冷。

小麦汤

治妇人脏躁，喜悲伤欲哭，状若神灵所作，数欠呻。

小麦一升，甘草三两。

上为锉散。每服半两，水二盏，枣四枚，煎至六分，去滓，空心温服。亦补脾气。

牡丹丸

治妇人月病，血刺疼痛。方见疝气门。

黄芪五物汤

治妇人血痹。方见痹门。

（五）《女科百问》[5]

第六问·经候或前或后多寡不定

答曰：夫妇人病，多是月经乍多乍少，或前或后，时发疼痛。医者一例呼为经病，不曾说得是阴胜阳，是阳胜阴，所以服药少得有效。盖阴气盛乘阳，则胞寒气冷，血不运行。《经》所谓天寒地冻，水凝成冰，故令乍少而在月后。若阳气盛乘阴，则血流散溢。《经》所谓天暑地热，经水沸溢，故令乍多而在月前。当和其阴阳，调其气血，以平为福。

当归饮

抑阳助阴，调理经脉。

当归（去芦，微炒）、熟地（净洗，酒蒸，焙干）、川芎、白芍、黄芩（小半）、白术各等分。

上为粗末，每服三钱，水盏半，煎至八分，食前热服。

阳气胜阴，月假多者。

沉香降气汤

顺气道，通气脉。

乌药、沉香、香附、甘草、砂仁各等分。

上为细末，每服二钱，空心盐汤调下。

阴气胜阳，月假少者。

七物汤

治妇人营卫气虚，经水愆期，或多或少而腹痛。

当归、芎䓖、白芍、莪术、川姜、熟地（酒蒸，焙干）、木香各等分。

上为粗末，每服四钱，水一盏，煎八分。温服不拘时。

紫石英丸

治妇人病多是月经乍少，或在月后，时发疼痛。

紫石英（水研飞）、禹余粮（烧，醋淬）、人参、龙骨、川乌头（泡去皮尖脐）、桂心（不见火）、杜仲（去皮，姜制，炒黑）、桑寄生、五味子、远志（去心）、泽泻、当归（去芦）、石斛（去根，酒炒）、苁蓉（酒浸洗）、干姜（炮）各一两，甘草（炙）半两，川椒（去目并合口，炒，地上出汗）、牡蛎（固济，火烧通红）各半两。

上为细末，炼蜜为丸，梧桐子大，空心米饮下，三十丸至五六十丸。

温经汤

治冲任虚损，月候不调，或来多不断，或过期不来，或崩中去血，过多不止。又治曾经损孕，瘀血停留，少腹急痛，发热下利，手掌烦热，唇干口燥，及少腹有寒，久不受胎。

丹皮、阿胶（碎，炒）、当归（去芦）、人参（去芦）、川芎、甘草（炒）、肉桂（去粗皮）、芍药各二两，半夏（各汤洗七次）二两半，吴茱萸三两，麦门冬（去心）五两半。

上为粗末，每服三钱，水一盏半，生姜五片，煎八分，去滓，空心食前热服。

第七问·月水依时来不快利

答曰：妇人月水，有四经之所主。一者冲任二脉，二者手太阳少阴二经。然冲为血海，任为主胞胎。二者相资，故令有子。手太阳者，小肠之经，为腑而主表，表属阳；手少阴者，心之经，为脏而主里，里属阴。此二经，在上为乳汁，在下为月水，或劳伤气血，致令体虚而受乎风冷。风冷客于经络，搏于血气，血得冷则壅滞，故令月水不宣利也。

养荣汤

治妇人血海虚弱，心忪恍惚，时多惊悸，或发虚热，经候不调。

白芍、川芎、当归、熟地、青皮、姜黄、川姜、丹皮、海桐皮、五加皮、白芷。

上为㕮咀，每服五钱，水盏半，姜五片，乌梅一个，煎至一盏，去滓温服，不拘时候。将此药送下紫桂丸七十粒（紫桂丸方见四十九问）。

第八问·经水欲行先身体痛或腹痛

答曰：经脉者，行血气，通阴阳，以营卫周身者也。血气盛，阴阳和，则形体适平。或外亏卫气之充养，内乏营血之灌溉。血气不足，经候欲行，身体先痛也。或风冷之气，客于胞络，损伤冲任之脉，及手太阳、手太阴之经，故月水将下之际，血气与风冷相击，所以经欲行而腰痛也。

温经汤

治风寒客搏经络，小腹作痛。

当归、川芎、白芍、官桂、丹皮、莪术各半两，人参、甘草、牛膝各一两。

上为粗末，每服五钱，水二盏，煎八分，食前服。

没药除痛散

逐寒邪，疗腹痛。

蓬莪术（炮）一两，当归（焙）、玄胡索、五灵脂、肉桂、良姜（炒）、蒲黄（炒）各七钱半，甘草、没药各半两。

上为细末，每服三钱，温酒调下。

杨氏谓：妇人每经欲行必先腹痛，令服撞气阿魏丸，酒调大圣散下，数服愈，经行不复痛矣。

撞气阿魏丸（大圣散见宋《局方·妇人门》）

茴香（炒香）、陈皮（去白）、青皮（去白）、川芎、丁香（皮炒）、蓬莪术（炮）、甘草、缩砂仁、肉桂（去粗皮）、白芷（炮）各半两，生姜（切，盐半两腌一宿，炒黑）四两，胡椒二钱半，阿魏（醋浸一宿，以面同为糊）二钱半。

上末阿魏糊为丸，鸡豆大。每药一斤，朱砂七钱为衣。常服一粒，嚼烂醋汤茶酒任下。

滋血汤

治血风虚，经候涩滞，经脉不通，四肢麻木，肌体浑身疼痛，倦怠将成痨瘵。

马鞭草、荆芥穗各四两，丹皮一两，赤芍、枳壳、肉桂、当归、川芎各二两。

上为粗末，每服四钱，乌梅一个，水煎，食前服。

琥珀散

治月经拥滞，心腹疼痛，及治产后恶露不快，血上抢心，迷闷不省，气绝欲死。

京三棱（煮）、莪术（煮）、赤芍药（煮）、刘寄奴（煮）、牡丹皮（煮）、官桂、菊花、蒲黄、熟地、当归各一两。

上将前五味，用乌豆半升，生姜半斤切片，米醋四升同煮，豆腐烂为度，焙干，入后五味同为末。每服二钱，温酒调下。

第四十九问·带下三十六疾

九痛者，一者阴中痛伤，二者阴中淋痛，三者小便刺痛，四者寒冷痛，五者月水来腹痛，六者气满并痛，七者汗出、阴中如虫啮痛，八者胁下皮肤痛，九者腰痛。

紫桂丸

补益血海，治冲任气虚，经脉不调，或多或少，腰疼腹冷，带下崩漏。

禹余粮三两（火煅，醋淬七次），龙骨、艾叶（醋炒）、牡蛎、赤石脂、地榆各二两，厚朴、牡丹皮、阿胶（蛤粉炒）、当归、白芷、吴茱萸（汤洗七次）、肉桂各一两，附子半两。

上为细末，面糊丸，桐子大，每服三十丸，浓煎艾醋汤空心下，常服。

（六）《妇人大全良方》[22]

卷一·月水不调方论第五

紫石英丸（出《本事方》）

治妇人病。多是月经乍多乍少，或前或后，时发疼痛，医者一例呼为经病。不曾说是阴胜阳、是阳胜阴，所以服药少得有效。盖阴气胜阳，则胞寒气冷，血不运行。经所谓天寒地冻，水凝成冰，故令乍少而在月后。若阳气胜阴，则血流散溢。经所谓天暑地热，经水沸溢，故令乍多而在月前。当知阴阳，谓其气血，使不相胜，以平为福。

紫石英、禹余粮、人参、龙骨、川乌、官桂、桑寄生、杜仲、五味子、远志、泽泻、当归、石斛、苁蓉、干姜各一两，川椒、牡蛎、甘草各半两。

上为细末，炼蜜丸如梧桐子大。每服三五十丸，空心米饮吞下。《指迷方》同。

姜黄散

治血脏久冷，月水不调，脐腹刺痛（出《专治妇人方》）。

川姜黄（成片子者）四两，蓬莪术、红花、桂心、川芎各一两，延胡索、牡丹皮、当归各二两，白芍药三两。

上为细末，每服一钱，水半盏，酒半盏，煎至七分，热服。

卷一·《养生必用》论经病第七

初虞世云：女子十四，天癸至，任脉通，月事以时下，故令有子。天癸者，物之自然。月者，以月至；经者，有常也。其来不可过与不及、多与少，反此皆谓之病。不行犹甚，百疾生焉。血既不能滋养百体，则发落面黄，身羸瘦。血虚则发热，故身多热。水不足则燥气燔，燥气燔则金受邪，金受邪则肺家嗽，嗽则为肺痈、肺痿必矣。医见经不行，则用虻虫、水蛭等行血药，见热则用除热诸寒药，实出妄意。就中不行，以药行之，为害滋大。经水枯竭，则无以滋养，其能行乎？譬犹索万金于乞丐之人，虽捶楚并下，不可得也。但服以养气益血诸药，天癸自行。又有一种妇人盛实，月经瘀闭，利之则行。自有证候，学人宜审焉。

《救急》疗妇人月经不调，或一月不来，或隔月不来，或多或少，脐下绞痛，面色痿黄，四体虚吸，羸瘦不能食方：

当归、川牛膝、牡丹皮、桃仁各一两半，大黄、芎䓖、土瓜根、芍药、朴硝、桂心、虻虫（去翅足，炒）、水蛭（炒）各半两。

上㕮咀，以水九升，煮取三升，分温五服。忌如常法。

万病丸

治女人月经瘀闭，月候不来，绕脐寒疝痛彻，及产后血气不调，腹中生瘕，结而不散，及癥瘕等病。

干漆（杵碎，炒令大烟出，烟头青白，如此一时久）、牛膝（去苗，酒浸一宿，焙）各一两。

上为末，以生地黄汁一升入二味药末，银石器内慢火熬，俟可丸，即丸如梧桐子大。空心米饮或温酒下二丸，日再。勿妄加，病去止药。

红花当归散

治妇人血脏虚竭，或积瘀血，经候不行或断续不定，时作腹痛，腰胯重疼，攻刺小腹紧硬，及室女月经不通，并宜服之。

红花、当归尾、紫葳、牛膝、甘草、苏木（捶碎，细锉）各二两，白芷、桂心各一两半，赤芍药九两，刘寄奴（去梗）五两。

上为细末，空心热酒调三钱服，食前临卧再服。若血久不行，浓煎红花酒调下。孕妇休服。一名凌霄花散。

卷一·月水不利方论第十一

牡丹散

治妇人月水不利，脐腹疼痛，不欲饮食。

牡丹皮、川大黄（炒）各一两，赤茯苓、生地黄、桃仁、当归、桂心、赤芍药、白术各三分，石韦（去毛）、木香各半两。

上㕮咀，每服三大钱，水一盏，姜三片，煎七分，去滓，空心温服。

牛膝散

治妇人月水不利，脐腹㽲痛。

牛膝一两，桂心、赤芍药、桃仁、延胡索、当归、牡丹皮、川芎、木香各三分。

上为末，每服方寸匕，温酒调下，食前。

卷一·月水行或不行心腹刺痛方论第十二

论曰：夫妇人月经来腹痛者，由劳伤气血，致令体虚，风冷之气客于胞络，损于冲任之脉，手太阳、少阴之经。冲脉、任脉皆起于胞内，为经脉之海也。手太阳小肠之经，手少阴心之经也，此二经为表里，主下为月水。其经血虚，则受风冷。故月水将行之际，血气动于风冷，风冷与血气相击，故令痛也（亦可就第七卷第十五论寻方）。

若经道不通，绕脐寒疝痛彻，其脉沉紧，此由寒气客于血室，血凝不行，结积血为气所冲，新血与故血相搏，所以发痛。譬如天寒地冻，水凝成冰。宜温经汤及桂枝桃仁汤、万病丸（方见第一卷第七论）。

温经汤方

当归、川芎、芍药、桂心、牡丹皮、莪术各半两，人参、甘草、牛膝各一两。

上㕮咀，每服五钱，水一盏半，煎至八分，去滓温服。

桂枝桃仁汤

桂枝、芍药、生地黄各二两，桃仁（制）五十个，甘草一两。

上为粗末，每服五钱，水二盏，姜三片，枣一个，煎至一盏，去滓温服。

若经候顿然不行，脐腹疞痛，上攻心胁欲死。或因不行，结积渐渐成块，脐下如覆杯，久成肉症，不可复治。由惊恐，忧思，意所不决，气郁抑而不舒，则乘于血，血随气行，滞则血结。以气主先之，血主后之，宜服桂枝桃仁汤。不瘥，宜地黄通经丸。已成块者，宜万病丸。

地黄通经丸

熟地黄三两，虻虫（去头、足、翅，炒）、水蛭（用糯米同炒黄，去糯米）、桃仁（制）各五十个。

上为细末，炼蜜丸如梧桐子大。空心温酒下五丸，未知，加至七丸。

琥珀散

治妇人月经壅滞，每发心腹脐疞痛不可忍。及治产后恶露不快，血上抢心，迷闷不省，气绝欲死（出《本事方》）。

三棱、莪术、赤芍药、牡丹皮、刘寄奴、当归、熟地黄、桂心、甘菊、真蒲黄（炒，细锉）各一两。

上前五味，用乌豆一升，生姜半斤切片，米醋四升同煮，豆烂为度，焙干，入后五味，同为细末。每服三钱，空心食前温酒调下。

一方：不用菊花、蒲黄，却用乌药、延胡索亦佳。予家之秘方也。

若是寻常血气痛，只一服。产后血冲心，二服便下。常服尤佳。前后救人，急切不少。此药易合，宜多合以救人。乌豆一升，约用五两。

又一方：延胡索、当归各等分。

上二味为粗末，每服三钱，姜三片，水一大盏，煎至七分，去滓，稍热服。

陈氏方有桂，名如神汤，最治腰痛。

《雷公炮炙论》只有延胡索一味，治心痛。

仆详此方，大能治血气腰腹痛，药简功专，治疾有效。

卷一·月水不断方论第十三

牡丹丸

若经候时行时止，或淋沥不断，腹中时痛，其脉沉细，此因寒热邪气客于胞中，冲任不调，此非虚弱，盖邪气伏留，滞于血海，譬如有积之人，下利不定，有所去即愈。

牡丹皮、牡蒙、附子（炮）、大黄（蒸）、葶苈（炒）、苦梗、茯苓各半两，当归、制厚朴、吴茱萸、川椒（炒出汗）、人参、川芎、北柴胡、桂心、干姜各半两，细辛一两半，虻虫（去头、足、翅，炒）五十个。

上为细末，炼蜜丸如梧桐子大，空心温酒下十丸；未知，渐加至二十丸，以知为度。

卷一·崩暴下血不止方论第十五

煮附丸

治妇人、室女一切血气、经脉不调，脐腹疠痛，面色痿黄，心忪乏力，腹胀胁痛，头晕恶心，饮食减少，崩漏带下，大肠便血，积聚癥瘕，并皆治之。虔心服饵，自见其功尔（以上三方，大同小异，出《产宝方》）。

香附子不以多少，先擦去毛，用好醋煮出，焙碾为末，醋煮糊为丸，如梧桐子大。每服三十丸，米饮送下，无时候。妇人数堕胎，由气不下降，所以胎气不固，此药尤妙。一方有艾，同煮亦好。

卷一·妇人天癸过期经脉不调方论第十九

许学士云：妇人天癸过期而经脉不调，或三四月不行，或一月再至，腰腹疼痛。《素问》云：七损七益。谓女子七七数尽，而经脉不依时者，血有余也，不可止之。但令得依时，不腰痛为善，宜服当归散：

当归、川芎、白芍药、黄芩、白术各半两，山茱萸肉两半。

上为细末，空心食前，温酒调下二钱，日三。如冷者，去黄芩，加桂心一两。

茱萸鹿茸丸

补气固血，治本脏因虚生寒，月经行多，或来不及期，腹痛怯风，脏腑不和。

鹿茸、五味子、苁蓉、杜仲、赤石脂各一两，吴茱萸、附子、干姜、黑龙骨、肉豆蔻、白茯苓各半两，干地黄一两半。

上为细末，酒煮，面糊为丸如梧桐子大。空心食前，热米饮吞下五七十丸。一月后血气已安，去龙骨，加沉香半两，可以常服。中年以后妇人，最宜服此药。

卷七·妇人血气心腹疼痛方论第十五

夫妇人血气，心腹疼痛，由脏腑虚弱，风邪乘于其间，与真气相击而痛。其痛随气上下，或上冲于心，或下攻于腹。故云：血气攻心腹疼痛也。

治妇人血气攻心腹疼痛，延胡索散

延胡索、当归、川芎、桂心各三分，木香、枳壳、赤芍药、桃仁各半两，熟地黄一两。

上㕮咀，每服三钱，水一盏，姜三片，煎至七分，去滓热服。

卷二十四·拾遗方

南岳魏夫人济阴丹

治妇人血气久冷，无子及数经堕胎。皆因冲任之脉虚损，胞内宿挟疾病。经水不时暴下不止，月内再行，或前或后；或崩中漏下，三十六疾，积聚癥瘕，脐下冷痛，小便白浊。以上疾证，皆令孕育不成，以致绝嗣。此药治产后百病，百晬内常服。除宿血，生新血，令人有孕及生子充实。亦治男子亡血诸疾。

桃仁（去皮尖、双仁，麸炒）、木香（炮）、茯苓、京墨（烧）各一两，秦艽、甘草、人参、桔梗（炒）、石斛（酒浸炒）、蚕布（烧）、藁本各二两，当归、桂心、干姜（炮）、细辛、牡丹皮（去心）、川芎各半两，川椒（去目及闭口，炒出汗）、山药各三两，泽兰叶、熟地黄（洗，酒蒸，焙）、香附子（炒）各四两，苍术（米泔浸，去皮）、大豆卷（炒）各半升，糯米（炒）一升。

上为细末，炼蜜丸。每两作六丸，每服一丸，细嚼，温酒送下，淡醋汤调亦可。空心食前服。

（七）《严氏济生方》[7]

妇人门·血气论治

《内经》云：百病皆生于气。经有所谓七气，有所谓九气。喜、怒、忧、思、悲、恐、惊者，七气也。七情之外，益之以寒热二证，而为九气也。气之为病，男子妇人皆有之，惟妇人血气为患尤甚。盖人身血随气行，气一壅滞，则血与气并，或月事不调，心腹作痛；或月事将行，预先作痛；或月事已行，淋漓不断，心胀作痛；或连腰胁，或引背膂，上下攻刺，吐逆不食，甚则手足搐搦，状类惊痫；或作寒热；或为癥瘕，肌肉消瘦。非特不能受孕，久而不治，转而为瘵疾者多矣。

玄胡索汤

治妇人室女七情伤感，遂使血与气并，心腹作痛，或连腰胁，或引背膂，上下攻刺，甚作搐搦，经候不调，但是一切血气疼痛，并可服之。

当归（去芦，酒浸，锉，炒）、玄胡索（炒，去皮）、蒲黄（炒）、赤芍药、官桂（不见火）各半两，片子姜黄（洗）、乳香、没药、木香（不见火）各三两，甘草（炙）二钱半。

上㕮咀，每服四钱，水一盏半，生姜七片，煎至七分，去滓，食前温服。吐逆加半夏、橘红各半两。

琥珀散

治妇人室女月水凝滞，胁肋胀刺，脐腹疞痛不可忍，及恶露不下，血上攻心，迷闷不省。凡有血气腹痛，并皆治之。

牡丹皮（去木）、赤芍药、蓬莪术（锉）、京三棱（锉）、刘寄奴（去梗）、熟地黄（酒浸，蒸）、玄胡索（炒，去皮）、当归（去芦，酒浸）、乌药、官桂（不见火）各一两。

上用前五味，用乌豆一升，生姜半斤，切片，米醋四升同煮，豆烂为度，焙干，入后五味，同为细末，每服二钱，用温酒调服，空心食前。

三神丸

治室女血气相搏，腹中刺痛，痛引心端，经行涩少，或经事不调，以致疼痛。

橘红二两，玄胡索（去皮，醋煮）一两，当归（去芦，酒浸锉，略炒）一两。

上为细末，酒煮米糊为丸，如梧桐子大。每服七十丸，加至一百丸，空心艾汤送下，米饮亦得。

（八）《格致余论》[8]

病邪虽实胃气伤者勿使攻击论

又一婢，色紫稍肥，性沉多忧，年近四十，经不行三月矣。小腹当中有一气块，初起如栗，渐如炊饼。予脉之，两手皆涩，重取却有。试令按其块痛甚，扪之高半寸，遂与千金消石丸。至四五次，彼忽自言乳头黑且有汁，恐有娠。予曰：非也，涩脉无孕之理。又与三五帖，脉之稍觉虚豁。予悟曰：药太峻矣，令止前药。与四物汤倍加白术，佐以陈皮。至三十帖，候脉完再与消石丸。至四五次，忽自言块消一晕，便令莫服。又半月，经行痛甚，下黑血半升，内有如椒核数十粒，乃块消一半，又来索药，以消余块。余晓之曰：勿性急。块已开矣，不可又攻。若次月经行，当尽消矣。次月经行，下少黑血块，又消一晕，又来问药。余曰：但守禁忌，至次月必消尽。已而果然。大凡攻击之药，有病则病受之。病邪轻而药力重，则胃气受伤。夫胃气者，清纯冲和之气也。惟与谷、肉、菜、果相宜。盖药石皆是偏胜之气，虽参、芪辈为性亦偏，况攻击之药乎！此妇胃气自弱，好血亦少，若块尽而却药，胃气之存者几希矣。议论此至，医云乎哉！

经水或紫或黑论

经水者，阴血也。阴必从阳，故其色红，禀火色也。血为气之配，气热则热，气寒则寒，气升则升，气降则降，气凝则凝，气滞则滞，气清则清，气浊则浊。往往见有成块者，气之凝也。将行而痛者，气之滞也。来后作痛者，气血俱虚也。色淡者，亦虚也。错经妄行者，气之乱也。紫者，气之热也。黑者，热之甚也。人但见其紫者、黑者、作痛者、成块者，率指为风冷，而行温热之剂，祸不旋踵矣。良由《病源》论月水诸病，皆曰风冷乘之。宜其相习而成俗也。或曰：黑，北方水之色也。紫淡于黑，非冷而何？予曰：经曰亢则害，承乃制。热甚者，必兼水化。所以热则紫，甚则黑也。况妇人性执而见鄙，嗜欲加倍，脏腑厥阳之火无日不起，非热而何？若夫风冷，必须外得，设或有之，盖千百而一二者也。

三、 明清时期痛经相关文献记载

（一）《坤元是保》[23]

卷上·经候脉

若其时劳力太过，则生虚热，亦为疼痛之根。若喜怒，则其气逆，气逆则血逆，逆于腰腿心腹背胁之间，遇经行则痛而重，过期又安。

卷上·调经

经水有枯闭者，有不及期者，有过期者，有妄行者，有色淡者，有成紫黑块者，有痛者。枯闭为血枯，不及期为血热，过期为血虚且少，妄行为气乱错经，色淡为胃中有痰，紫黑块为血热甚。未来作痛为血热气滞，既来作痛为气血两虚，欲净犹痛为血虽行而滞气未尽。

经候时行时止，或淋漓不断，腹中时痛，其脉沉细，盖寒热邪气客于胞中，非虚弱而冲任不调也。

经行过四五日，腹中绵绵走痛者，血行气滞未尽行也，服瑞号。

经水紫黑作痛，成块而出者，便不得指为风冷，而用温热之剂。盖风冷一说，一书之论偶中而识之，非常道也。《经》云：亢则害，承乃制。热则甚，必兼水化，热则紫，甚至黑者，变之常也。况妇人性鄙且热，嗜欲倍焉。五志之火，恒烛于中，而风冷必外入，经必痛。或不痛者，久则郁而变热矣。且血寒则凝，今既行而紫黑矣，犹云寒乎？其或有风寒乘袭者，百一焉耳。

卷下・坤元是保

去恶性雄乍驭，经滞作痛瑞行。

卷下・瑞号八物调中汤（六）

经行而滞不尽而作痛者，以此调气补血。

当归、川芎、白芍、熟地（以上四物汤）、人参、甘草、白术、茯苓（以上四君子，合为八物汤）、木香、槟榔、红花、香附、砂仁。

加姜二片，井水煎服。

卷下・道号四物汤（二十四）

调经、胎前、产后，悉以此方加减，真女科司总也。

当归（酒浸，冬倍加），川芎（春倍加），白芍（酒炒，夏倍加），熟地（淮庆者佳）。

井水煎服。

续集・坤元是保续集备考

子宫冷服越号金莲，天葵滞饮国编玉质，作痛行经还宜寻盛，文号同嘉，固胎益母，正合寻多，献方莫弃。

月经崩由接阻，紫黑痛用轻医。

续集・续集备考编号诗

国号玉质调经饮

乌药、香附、甘草。

合道号，加姜两片，韭汁半盏，童便一杯，长流水煎服。调经通用之剂。

盛号和经散

国号加桃仁煎服。治经水将来，预先作痛。若临行作痛者，再加红花。

文号融经汤

红花、桃仁、蓬术、延胡、升麻、香附、黄连、黄芩、砂仁。

合道号，加姜三片煎。治行经作痛。

轻号六物汤

黄连、香附。

合道号，治经痛血热成紫黑块。

（二）《济阴纲目》[10]

卷一·调经门·论经主冲任二脉

《良方》论曰：岐伯云，女子七岁肾气盛，齿更发长，二七而天癸至，任脉通，太冲脉盛，月事以时下。天，谓天真之气；癸，谓壬癸之水，故云天癸也。然冲为血海，任主胞胎，二脉流通，经血渐盈，应时而下，常以三旬一见，以象月盈则亏也。若遇经行，最宜谨慎，否则与产后症相类。若被惊恐劳役，则血气错乱，经脉不行，多致劳瘵等疾；若逆于头面肢体之间，则重痛不宁；若怒气伤肝，则头晕胁痛呕血，瘰疬痈疡；若经血内渗，则窍穴淋沥无已。凡此六淫外侵，而变症百出，犯时微若秋毫，成患重于山岳，可不畏哉（任脉主任一身之阴血，太冲属阳明，为血之海，故谷气盛，则血海满而月事以时下。天真，天一也，天一之气，升而为壬阳，降而为癸阴也。三旬一见者，为一小会之周天，此其常也。然有大会中会之不同，故又有三月一行，一年一行之变异，究其盈亏之义则一也。甚有数年不行，而一行即受娠者，又超于理之外矣，岂医药能为哉）。

卷一·调经门·论心脾为经血主统

薛立斋曰：《经》云，饮食入胃，游溢精气，上输于脾，脾气散精，上归于肺，通调水道，下输膀胱，水精四布，五经并行。东垣先生所谓脾为生化之源，心统诸经之血。诚哉是言也。心脾平和，则经候如常，苟或七情内伤，六淫外侵，饮食失节，起居失宜，脾胃虚损，心火妄动，则月经不调矣。大抵血生于脾土，故云脾统血。凡血病当用苦甘之药，以助阳气，而生阴血也（脾气化液而生血，即水入于经，其血乃生之意，此荣出中焦也，故曰生化之源。心统血者，脾气化液入心而变见为血也，故虽心之所主，亦借脾气化生，故不可不知）。

卷一·调经门·论脾胃生血

薛立斋曰：血者，水谷之精气也，和调五脏，洒陈六腑，在男子则化为精，在妇人则上为乳汁，下为月水。故虽心主血，肝藏血，亦皆统摄于脾，补脾和胃，血自生矣。凡经行之际，禁用苦寒辛散之药，饮食亦然（知水谷之精气，是生血之本，则知脾胃是生血之源。故脾胃不健，而血不生者，不可专主四物矣）。

卷一·调经门·论调经当抑气

《济生方》论曰：《内经》云，百病皆生于气。经有所谓七气，有所谓九气。喜怒忧思悲恐惊者，七气也；七情之外，益之以寒热二证，而为九气也。气之为病，男子妇人皆有之，惟妇人血气为患尤甚。盖人身血随气行，气一壅滞，则血与气并，或月事不调，心腹作痛；或月事将行，预先作痛；或月事已行，淋漓不断，心腹作痛；或遵腰胁，或引背脊，上下攻刺，吐逆不食，甚则手足搐搦，状类惊痫；或作寒热，或为癥瘕，肌肉消瘦，非特不能受孕，久而不治，转而为瘵疾者多矣（其抑气治法，须随证采后方治之，故此不备列）。

卷一·调经门·论调经先去病

李氏曰：月水循环，纤疴不作而有子。若兼潮热腹痛，重则加之咳嗽、汗、呕，或泻，有潮汗，则血愈消耗；有咳、呕，则气往上行；泻则津偏于后，痛则积结于中，是以必先去病，而后可以滋血调经。就中潮热疼痛，尤为妇女常病。盖血滞积入骨髓，便为骨蒸；血滞积瘀于中，与日生新血相搏，则为疼痛；血枯不能滋养百骸，则蒸热于外；血枯胞络火盛，或挟痰气食积，寒冷外邪，则为疼痛。

卷一·调经门·论调经大法

方氏曰：妇人经病，有月候不调者，有月候不通者。然不调不通之中，有兼疼痛者，有兼发热者，此分而为四也。然四者若细推之，不调之中，有趋前者，有退后者，则趋前为热，退后为虚也。不通之中，有血滞者，有血枯者，则血滞宜破，血枯宜补也。疼痛之中，有常时作痛者，有经前经后作痛者，则常时与经前为血积，经后为血虚也。发热之中，有常时发热者，有经行发热者，则常时为血虚有积，经行为血虚有热也，此又分而为八焉。大抵妇人经病，内因忧思忿怒，外因饮冷形寒。盖人之气血周流，忽因忧思、忿怒所触，则郁结不行；人之经前产后，忽遇饮冷形寒，则恶露不尽，此经候不调不通，作痛发热之所由也。大抵气行血行，气止血止，故治血病以行气为先，香附之类是也；热则流通，寒则凝结，故治血病以热药为佐，肉桂之类是也（*以类字推之，则所该者广，幸毋执也。而为先为佐，尤所当知*）。

卷一·调经门·论经水异色

丹溪曰：经水者，阴血也。阴必从阳，故其色红，禀火色也。血为气之配，气热则热，气寒则寒，气升则升，气降则降，气凝则凝，气滞则滞，气清则清，气浊则浊。上应于月，其行有常，名之曰经。为气之配，因气而行。成块者，气之凝也；将行而痛者，气之滞也；来后作痛者，气血俱虚也；色淡者，亦虚也，而有水混之也；错经妄行者，气之乱也；紫者气之热也，黑者热之甚也。今人但见其紫者、黑者、作痛者、成块者，率指为风冷，而行温热之剂，则祸不旋踵矣。良由《病源》论月水诸病，皆曰风冷乘之，宜其相习而成俗也。或曰：黑者，北方水色也，紫淡于黑，非冷而何？予曰：《经》云亢则害，承乃制，热甚者必兼水化，所以热则紫，甚则黑也。况妇人性执而见鄙，嗜欲加倍，脏腑厥阳之火，无日不起，非热而何？若曰风冷，必须外得，设或有之，盖千百而一二也。

《准绳》云：冷症外邪初感，入经必痛。或不痛者，久则郁而变热矣。

且寒则凝，即行而紫黑，故非寒也（二公之说甚明）。

卷一·调经门·论经候愆期

丹溪云：经水过期血少也，用川芎、当归、人参、白术，兼痰药治之。过期色淡者，痰多也，二陈汤加芎、归。过期紫黑有块，血热也，必作痛，四物汤加香附、黄连。

卷一·调经门·论月水多少

《准绳》云：妇人病多是月经，乍多乍少，或前或后，将发疼痛，医者不审，一例呼为经病，不知阳胜阴，阴胜阳，所以服药无效。盖阴气乘阳，则胞脏寒，气血不运行，经所谓天寒地冻，水凝成冰，故令乍少而在月后。若阳气乘阴，则血流散溢，经所谓天暑地热，经水沸溢，故令乍多而在月前。当和血气，平阴阳，斯为福也。阳胜阴，月候多者，当归饮；阴胜阳，月候少者，七沸汤。又云：经水过多，为虚热，为气虚不能摄血，经水涩少，为虚为涩。虚则补之，涩则濡之。

卷一·调经门·论月水不利

《良方》云：妇人月水不利者，由劳伤气血，体虚而风冷客于胞内，伤于冲任之脉故也。若寸脉弦，关脉沉，是肝病也，兼主腹痛，孔窍生疮；尺脉滑，血气实，经络不利；或尺脉绝、不至，兼主小腹引腰痛，气攻胸膈也（弦与沉主气病，滑为实，绝为虚）。

卷一·调经门·论经病疼痛

《产宝》云：经水者，行血气、通阴阳，以荣于身者也。气血盛，阴阳和，则形体通。或外亏卫气之充养，内乏荣血之灌溉，血气不足，经候欲行，身体先痛也（此论身痛）。

《良方》云：妇人经来腹痛，由风冷客于胞络冲任，或伤于太阳少阴经，用温经汤、桂枝桃仁汤。若忧思气郁而血滞，用桂枝桃仁汤、地黄通经丸。

若血结而成块，用万病丸。

丹溪云：经水将来作痛者，血实也，一云气滞，四物汤加桃仁、香附、黄连。临行时腰疼腹痛，乃是郁滞有瘀血，四物汤加红花、桃仁、莪术、玄胡索、木香，有热加黄芩、柴胡（有加香附、青皮、桃仁、乌药、丹皮、小茴、五灵脂者）。经行后作痛者，血气俱虚也，以八珍汤加减服。

戴氏曰：经事来而腹痛者，经事不来而腹亦痛者，皆血之不调故也。欲调其血，先调其气，四物汤加吴茱萸半钱，香附子一钱；和气饮加吴茱萸半钱，亦可。痛甚者，玄胡索汤（格致工夫，更进一层）。然又恐感外邪，伤饮食致痛，痛不因血，尤宜详审，和气饮却能兼治。因冷而积，因积而痛，宜大温经汤，冷甚者，去麦门冬不用。

汪石山治一妇人，瘦小，年二十余，经水紫色，或前或后，临行腹痛，恶寒喜热，或时感寒，腹亦作痛，脉皆细濡近滑，两尺重按略洪而滑，此血热也，或谓恶寒如此，何谓为热？曰：热极似寒也。遂用酒煮黄连四两，香附、归身尾各二两，五灵脂一两，为末，粥丸，空腹吞之而愈（此全以脉为主，不然亦非此药可愈）。一妇年二十一岁，六月经行，腹痛如刮，难忍求死。脉得细软而快，尺则沉弱而近快。汪曰：细软属湿，数则为热，尺沉属郁滞也。以酒煮黄连半斤，炒香附六两，五灵脂（半炒半生）三两，归身尾二两，为末，粥丸，空心汤下三四钱，服至五六料，越九年得一子。后屡服屡效，历十五年后，前药罔效（中病则止，不尽剂，岂可久服。经曰毋使过之，伤其正也）。汪复诊之，脉皆洪滑无力，幸其尚有精神。汪曰：此非旧日比矣，旧乃郁热，今则虚寒。东垣曰，始为热中，终为寒中是也。《经》曰：脉至而从，按之不鼓，乃阴盛格阳，当作寒治，且始病时而形敛小，今则形肥大矣。书曰：瘦人血热，肥人血虚，岂可同一治也。所可虑者，汗大泄，而脉不为汗衰，血大崩，而脉不为血减耳（二句俱欠妥，惟伤寒有邪，故不为汗衰者不治，此惟血脱阳无所附，故脉无力，不当言不为血减）。其痛日重夜轻，知由阳虚不能健运，故亦凝滞而作痛。以证参脉，宜用助阳，若得脉减痛轻，方为佳兆。遂投参、芪、归、术大剂，加桂、附一帖。来早再诊，脉皆稍宁，服至二三十帖，病且愈（亦是寒凉太过，所谓以药医药也，故可服此温补之剂，三十帖愈）。盖病有始终寒热之异，药有前后用舍不同，形有肥瘦壮少不等，岂可以一方而通治哉。

卷一·调经门·脉法

《脉经》曰：尺脉滑，血气实，妇人经脉不利（滑为气血有余，故曰实）。少阴脉弱而微，微则少血（微弱为血不足，浮弱亦然）。寸口脉浮而弱，浮则为虚，弱则无血。脉来至状如琴弦，苦少腹痛，主月水不利，孔窍生疮。肝脉沉，主月水不利，腰腹痛。尺脉来而断续者，月水不利，当患小腹引腰痛，气滞，上攻胸臆也（弦也，沉也，断续也，皆主痛而不利，而孔窍生疮，上攻胸臆，当别之）。经不通，绕脐寒疝痛，其脉沉紧，此由寒气客于血室，血凝不行，结积，血为气所冲，新血与故血相搏，故痛（沉紧为寒在血分）。

卷一·调经门·调经通用诸方

四物汤

治妇人冲任虚损，月水不调，经病或前或后，或多或少，或脐腹疠痛，或腰足中痛，或崩中漏下，及胎前产后诸证。常服益荣卫，滋气血。若有他病，随证加减。

当归（和血。如血刺痛如刀割，非此不能除）、川芎（治风泄肝木。如血虚头痛，非此不能除）、芍药（和血理脾。如腹中虚痛，非此不能除。酒炒）、熟地黄（补血。如脐痛非此不能除。酒洗用）。

上锉，各等分，每服四钱，水煎服。春，倍川芎；夏，倍芍药；秋，倍地黄；冬，倍当归（夫春生夏长、秋收冬藏者，四时生物之功也。物顺四时而为生长，则人身之气血，亦顺四时而为升沉矣。若四物汤者，岂无精意于其间哉。如当归之甘辛温润，可喻春日之和融；川芎之辛温而散，可喻夏令之敷荣，此生长之用也。有生长而不为收藏，则何以成物？故用白芍之酸收以成秋，熟地之味厚以成冬，此又收藏之妙矣。然四时之中，以甘为土德之用，故归、地之甘以和之，此又五行之不离乎土也。昔海藏云：如用血药，当于四物汤中择其一二可也，又岂无意哉。故如行血，则用芎归，以行春夏之令，如欲止血，则用地芍以行秋冬之令；此又升沉之道也。观佛手散、犀角地黄汤，止用四物中之二物，盖可想矣。虽然，物自物矣，物其物者，苟无主宰于其间，则物无物矣，即四物奚为哉。故元神胃气，尤为吃紧者也）。若春则防风，四物加防风倍川芎。若夏则黄芩，四物加黄芩倍芍药；若秋则门冬，四物加天门冬倍地黄。若冬则桂枝，四物加桂枝倍当归（此倍加法，便是四时妙理。倍当归以迎春气，倍川芎以迎夏气，倍芍药以迎秋，倍地黄以迎冬。用当归以生一阳，用芍药以生一阴，皆升降之妙也，识之识之）。若血虚而腹痛，微汗而恶风，四物加术、桂，谓之腹痛六合，若风眩晕，加秦艽、羌活，谓之风六合。若气虚弱，起则无力，尪然而倒，加厚朴、陈皮，谓之气六合（气不足而用泄气之药加乎？当以参芪易之）；若发热而烦，不能睡卧者，加黄连、栀子，谓之热六合。若虚寒脉微自汗，气难布息，清便自调，加干姜、附子，谓之寒六合。若中湿，身沉重无力，身凉微汗，加白术、茯苓，谓之湿六合。若妇人筋骨肢节疼，及头痛脉弦，憎寒如疟，宜治风六合，四物汤加羌活、防风。若血气上冲，心腹胁下满闷，宜治气六合，四物加木香、槟榔。若脐下虚冷腹痛，及腰脊间闷痛，宜玄胡六合，四物加玄胡索、苦楝。若气冲经脉，月事频并，脐下多痛，宜倍芍药加黄芪。若经事欲行，脐腹绞痛，临经痛者，血涩也，加玄胡、苦楝（碎，炒焦）、木香、槟榔。若妇人血虚，心腹绞痛不可忍者，去地黄，加干姜，名四神汤。补下元，加干姜、甘草。气筑，小腹痛，加玄胡索。若腹中刺痛，恶物不下，倍加当归、芍药。若腹痛作声，经脉不快，加熟地黄一倍，添桂心半倍。经行腹痛，腰背痛，加芸薹、牛膝、红花、吴茱萸、庵闾、甘草，银器灯心热服。若经血凝滞，腹内血气作疼，加广术、官桂等分。

增损四物汤

治月事不调，心腹疼痛，补血温经驻颜（又一变也，白术虽温而丹皮、地骨却清肌骨之热，故温字恐误）。

当归、川芎、芍药（炒）、熟地黄、白术、牡丹皮各一钱半，地骨皮一钱。

上㕮咀。作一服，用水二钟，煎至一钟，食前服。

大温经汤

治冲任虚损，月候不调，或来多不已，或过期不行，或崩中去血过多，或损娠瘀血停留，小腹急痛，五心烦热，并皆治之（此温剂，内冷者宜之）（既曰温经，何为又治诸热证也，请详之。不如无书，盖有为矣）。

当归（去芦）、川芎、人参、阿胶（碎，炒）、肉桂（去粗皮）、白芍药（炒）、吴茱萸（汤泡）、牡丹皮、甘草（炙）各一钱，麦门冬（去心）二钱，半夏（生姜汤泡七次）二钱半。

上锉，作一服，加生姜五片，水煎，食前稍热服。

艾附暖宫丸

治妇人经水不调，小腹时痛，赤白带下，子宫寒冷。

香附（四制）一斤，艾叶（醋浸，炒）四两，当归、川芎、白芍药（酒炒）、生地黄（姜汁炒）各一两，玄胡索（炒）二两，甘草（生用）八钱。

上为细末，醋糊丸，如桐子大。每服七八十丸，米汤、酒任下。

卷一·调经门·治经候先期

金匮土瓜根散

治带下经水不利，小腹满痛，经一月再见者。

土瓜根、芍药、桂枝、䗪虫各七钱半。

上四味，捣为散。酒服方寸匕，日三服。

卷一·调经门·治经水涩少

七沸汤

治荣卫虚，经水愆期，或多或少，腹痛，一云阴胜阳，月候少者，用此（本方以血药治愆期，以气药治腹痛，重在腹痛上，妙在等分，不然后三味何以用也）。

当归、川芎、白芍药、熟地黄、蓬术、川姜、木香各等分。

上每服四钱，水一盏半，煎至八分，温服。

卷一·调经门·治月水不利

牛膝散

治月水不利，脐腹作痛，或小腹引腰，气攻胸膈。

牛膝（酒洗）一两，桂心、赤芍药、桃仁（去皮尖）、玄胡索（炒）、当归（酒浸）、木香、牡丹皮各七钱半。

上为细末。每服三钱，空心温酒调下；或五六钱，水煎亦可。

牡丹散

治月候不利，腹脐疼痛，不欲食。

牡丹皮、大黄（炒）各一两，赤茯苓、桃仁、当归、生地黄、桂心、赤芍药、白术各七钱半，石韦（去毛）、木香各五钱。

上㕮咀。每服三钱，水一盏，生姜三片，煎七分，空心温服（此症重在疼痛，不重在不欲食，如白术用治不食则可，而痛则不可，大黄、地黄，痛则可用，而不食不可用，处方者须得其本）。

玄归散

治月经壅滞，脐腹绞痛。

当归、玄胡索各等分（简当，妙在等分）。

上为粗末。每服三钱，加生姜三片，水煎，稍热服。

卷一·调经门·治经病疼痛

加味四物汤

治经水将来，作疼不止（此方又有破血破气活血行气药，凡将来作痛均可服）。

当归（酒洗）、川芎各一钱半，芍药（炒）、熟地黄、玄胡索、蓬术（醋煮）、香附（醋煮）各一钱，砂仁八分，桃仁（去皮尖）七分，红花（酒炒）五分。

上锉，水煎服。

乌药汤

治血海疼痛（此方治气多）。

乌药二钱半，香附二钱，当归一钱，木香、甘草（炙）各五分。

上锉，水煎服。

加味乌药汤

治妇人经水欲来，脐腹绞痛。

乌药、缩砂、木香、玄胡索各一两，香附（炒，去毛）二两，甘草（炙）一两半。

上细锉，每服七钱，生姜三片，水煎，温服（此全是气药，惟血实者宜之，妙在不用血药）。

澹寮煮附丸

治经候不调，血气刺痛，腹胁膨胀，头晕，恶心，并宜服之。

香附子（擦去毛，不拘多少，米醋浸一日，用瓦铫煮令醋尽）（妙在用醋，以入肝行气也）。

上为末，醋糊丸，如桐子大。晒干，每服五十丸，淡醋汤下。

以上诸方，行滞气之剂。

姜黄散

治血脏久冷，月水不调，及瘀血凝滞，脐腹刺痛。

姜黄、白芍药（炒）各三两，当归、牡丹皮、玄胡索各二两，川芎、蓬术（煨，切）、官桂、红花各一两（此与加味四物小异，其妙又在去地黄，而加官桂、姜黄）。

上锉，每服一两，水二盏，酒少许同煎，食前服。

琥珀散

治妇人月经壅滞，每发心腹脐疠痛不可忍，及治产后恶露不快，血上抢心，迷闷不省，气绝欲死者（别方琥珀散有琥珀，本方无之，亦赞其功而借名耳）。

京三棱、蓬莪术、赤芍药、刘寄奴、牡丹皮、熟地黄、真蒲黄（炒）、当归、官桂、菊花各一两。

上前五味，用乌豆一升，生姜半斤切片，米醋四升，同煮至豆烂为度，焙干，入后五味，同为细末，每服二钱，温酒调下，空心食前服。

《本事》云：一方不用菊花、蒲黄，用乌药、玄胡索亦佳。予家之秘方也，若是寻常血气痛，只一服。产后血冲心，二服便下，常服尤佳。予前后救人急切不少，亦宜多合以济人。

玄胡索散

治血气攻刺疼痛，及新旧虚实腹痛。

当归（酒浸）、赤芍药（炒）、玄胡索、蒲黄（隔纸炒）、桂皮、乳香（水研）、没药各一钱（用乳、没以通气血之滞，亦更进一步法也）。

上为细末。每服三钱，温酒空心服。

当归散

治妇人久积血气疞痛，小便刺痛，四肢无力。

当归、赤芍药（酒炒）、刘寄奴、枳壳（麸炒）、玄胡索、没药各等分。

上为末。热酒调下二钱，不拘时服。

经验方

治妇人脐腹疼痛，不省人事，只一服立止。人不知者，云是心气痛，误矣。

木通（去皮）、芍药（炒）、五灵脂（炒）各等分。

上㕮咀。每服五钱，醋水各半盏，煎七分，温服。

三神丸

治室女血气相搏，腹中刺痛，痛引心端，经行涩少，或经事不调，以致疼痛。

橘红二两，玄胡索（去皮，醋煮）、当归（酒浸，略炒）各一两。

上为细末，酒煮，米糊为丸，如梧桐子大。每服七十丸，加至百丸，空心艾汤送下，米饮亦可。

交加散

治妇人荣卫不通，经脉不调，腹中撮痛，气多血少，结聚为瘕，及产后中风。

生地黄、生姜（各研取汁）各五两。

上交互取汁，浸渣一夕，汁尽为度，各炒黄末之。寻常腹痛，酒调下三钱，产后尤不可缺。

交加散

治荣卫不和，月事湛浊，逐散恶血，治脐腹撮痛，腰腿重坠（此方与琥珀散不相上下，而此有白芍，似可常服）。

生姜（捣取汁，存滓用）二斤，生地黄（捣取汁，存滓用）二斤，白芍药、当归、玄胡索（醋纸包，煨熟，用布擦去皮）、蒲黄（隔纸炒）各一两，桂心一两，红花（炒，无恶血不用）、没药（另研）各半两。

上将地黄汁炒生姜滓，生姜汁炒地黄滓，各焙干，同诸药为细末。每服三钱，温酒调下。若月经不依常，苏木煎酒调下，若腰痛，糖球子煎酒调下。

交加地黄丸

治妇人经不调，血块气瘖，肚腹疼。

生地黄、老生姜（俱另捣取汁存滓）各一斤，玄胡索、当归、川芎、芍药各二两，明乳香、木香各一两，桃仁（去皮尖）、人参各半两，香附半斤（一方而有三变矣，此又变而为丸。而没药、肉桂为一家，此以三香、人参、桃仁为一家，亦不甚相违。阅古人方，须得古人变法，乃妙）。

上为末，先以生姜汁浸地黄滓，以地黄汁浸生姜滓，晒干，皆以汁尽为度，共十一味，合一处晒干，研为末，醋糊为丸。空心姜汤下五七十丸。

瓦楞丸

治瘀血作痛。

香附（醋煮）四两，当归、牡丹皮、桃仁（去皮尖）、大黄（蒸）各一两，川芎、红花各半两，瓦楞子（煅，醋煮一昼夜）二两（丹溪治血块，多用瓦楞子。古方治血块，多用姜、桂热药，而此用大黄寒药，宜寒宜热，智者别之）。

上为末，炊饼丸。空心温酒下三四丸。

以上诸方，行瘀血之剂。

桂枝桃仁汤

治经候前偶感风寒，腹痛不可忍。

桂枝、芍药、生地黄各二钱，桃仁（去皮尖）七钱，甘草（炙）一钱。

上为粗末，生姜三片，枣一枚，水煎温服（一妇冬月经行，偶值归宁，途中伤冷，遂经止不行，腹痛不可忍，予用此药，一剂而痛止，经复行，其效如神）。

柴胡丁香汤

治妇人年三十岁，临经预先腰脐痛甚，则腹中亦痛，经缩二三日。

柴胡一钱半，羌活、当归各一钱，生地黄一分，丁香四分，全蝎（洗）一个。

上锉。作一服，水四盏，煎至一盏，去渣，稍热，食前服。

小温经汤

治经候不调，脏腑冷痛（重在冷痛）。

当归、附子（炮）各等分。

上㕮咀。每服三钱，水煎，空心服。

没药除痛散

逐寒邪，疗腹痛。

蓬术（煨）一两，当归、玄胡索、五灵脂（炒）、肉桂（去粗皮）、良姜（炒）、蒲黄（炒）、甘草（炙）、没药各半两。

上为末。每服五钱，温酒服。

以上诸方，祛风冷之剂。

卷四·虚劳门·治虚劳平补诸方

加减大建中汤

治妇人胎前产后一切虚损，月水不调，脐腹绞痛，往来寒热，自汗，口干烦渴。

芍药二两，当归、川芎、黄芪、肉桂各一两，白术、炙草各七钱。

上为末，每服二钱五分，加姜枣水煎，食前服（按前三方，一用参、姜以温中，一用黄芪、地骨以益卫清热，一以参、芪并用，而中外两补，均以四物加减，为血分居多，此名建中，又重在气也，然桂之色可以通荣血，桂之气味可以通卫气，故本经以之通血脉，又同芪、术、甘草、姜、枣等，则建中之功尤大矣，以其兼中土也）。

卷四·虚劳门·治有热虚劳

逍遥散

治血虚劳倦，五心烦热，肢体疼痛，头目昏重，心忪颊赤，口燥咽干，发热盗汗，减食嗜卧，及血热相搏，月水不调，脐腹胀痛，寒热如疟。又主室女血弱阴虚，荣卫不和，痰嗽潮热，肢体羸瘦，渐成骨蒸。

当归（酒洗）、白芍药（酒炒）、白术、白茯苓、柴胡各一钱，甘草（炙，一方用一钱半者）五分。

上锉散，水一盏半，生姜三片，麦门冬二十粒去心，煎七分，不拘时服。一方用薄荷少许，无麦冬（此治肝脾血虚，木郁不达而发热者最当。引用门冬所以除五心之烦，引用薄荷清肌骨之热，一开表，一清里，具见不同，皆因病而药之也）。热甚，加牡丹皮、栀子炒。骨蒸，加知母、地骨皮。咳嗽，加五味子、紫菀。吐痰，加半夏、贝母、栝楼仁。饮食不消，加山楂、神曲。发渴，加麦门冬、天花粉。胸中作热，加黄连、栀子。心慌，加远志、酸枣仁。吐血，加阿胶、生地黄、牡丹皮。自汗，加黄芪、酸枣仁。久泻，加炒黑干姜。遍身痛，加羌活、防风、川芎，以利关节。手足颤掉，加防风、荆芥、薄荷。气恼胸膈痞闷，加枳实、青皮、香附。怒气伤肝，眼目昏花，加龙胆草、黄连、栀子。小腹痛，加玄胡索、香附子。经闭不通，加桃仁、红花、苏木。左腹血块，加三棱、蓬术、桃仁、红花。右腹气块，加木香、槟榔（加法俱平正亦可法）。

卷五·积聚癥瘕门·论妇人八瘕所因

《病源》曰：八瘕者，皆胞胎生产，月水往来，血脉精气不调之所生也。肾为阴，主开闭，左为胞门，右为子户，主定月水生子之道。胞门子户，主子精神气所出入，合于中黄门，玉门四旁，主持关元，禁闭子精。脐下三寸，名曰关元，主藏魂魄。妇人之胞，三焦之府，常所从止。然妇人经脉俞络合调，则月水以时来至，故能生子而无病。妇人荣卫经络，断绝不通，邪气便得往来，入合于脏，若生血未尽而合阴阳，即使妇人血脉挛急，小腹重急，支满胞胁，腰背相引，四肢酸痛，饮食不调，结牢恶血不除，月水不时，或月前月后，因生积聚，如怀胎状。邪气甚盛者，令人恍惚，多梦，寒热，四肢不欲动，阴中生气，肿内生风，甚者小便不利，苦痛如淋状，面目黄黑。岁月久，即不复生子也。

燥瘕者，妇人月水下，恶血未尽，其人虚惫，而以夏月热行疾步，若举重移轻，汗出交流，气血未平，而卒以恚怒，致腹中猥咽不泄，经脉挛急，内结不舒，烦懑少力，气上达，胸膈背膂，少腹壅急，月水与气俱不通利，而反以饮清快心，月水横流，溢入他脏不去，有热则生燥瘕之聚，大如半杯，上下腹中，苦痛连两胁下，上引心而烦，害饮食，欲呕吐，胸及腹中不得太息，腰背重，喜卧盗汗，足酸削，久立而痛，小便失时，忽然自出，若失精，月水闭塞，大便涩难。病如此者，其人少子，疗之以长针，按而刺之法度，行以毒药，瘕当下即愈。

血瘕者，妇人月水新下，未满日数而中止。因饮食过度，五谷气盛，溢入他脏，若大饥寒，吸吸不足，呼吸未调，而自劳动，血下未定，左右走肠胃之间，留络不去，内有寒热，与月水合会，为血瘕之聚。令腰痛，不可俯仰，横骨下有积气，牢如石，小腹里急苦痛，背膂疼，深达腰腹下挛，阴里若生风冷，子门僻，月水不时，乍来乍不来。此病令人无子，疗之，瘕当下即愈。

脂瘕者，妇人月水新来，若生未满三十日，以合阴阳，络脉分，胞门伤，子户失禁，关节散，五脏六腑，津液流行，阴道瞤动，百脉关枢四解，外不见其形，子精与血气相遇，犯禁，子精化不足成子，则为脂瘕之聚。令人肢满里急，痹引少腹重，腰背如刺状，四肢不举，饮食不甘，卧不安席，左右走腹中切痛，时瘥时甚，或时少气头眩，身体解㑊，苦寒恶风，膀胱胀，月水乍来乍去，不如常度，大小便血不止。如此者，令人无子，疗之当刺以长针，行以毒药，瘕当下即愈。

……

鳖瘕者，妇人月水新至，其人剧作疲劳，汗出衣服润湿，不以时去之，若当风睡，足践湿地，恍惚觉悟，庶立未安，颜色未平，复见所好，心为之开，魂魄感动，五内脱消。若入水浣洗沐浴，不以时出，而神不守，水精与邪气俱入，至三焦之中幕，玉门先闭，津液妄行，留络不去，因生鳖瘕之聚。大如小柈，令人小腹内切痛，恶气左右走，上下腹中苦痛，苦存若亡，持之跃手，下引阴里，腰背亦痛，不可以息，月水不通，面目黄黑，脱声少气。有此病者，令人绝子，其瘕有手足成形者杀人，未成者可治。疗有法度，以长针按疗之，行以毒药，瘕当下即愈。

卷五·积聚癥瘕门·分治八瘕

疗燥瘕方

大黄（如鸡子许）、干姜各二两，黄连三两，桂心一两，厚朴（炙）四两，郁李仁（去皮尖炒）一两，䗪虫（炒）三枚，鸡肶胵中黄膜（炙）一枚。

上捣散，早朝空腹，以温酒一盏，和三钱顿服，瘕当下，毕，养之如产法。三月勿合阴阳，无子者当有。

疗妇人血瘕痛方

干姜、乌贼、鱼骨（炙）各一两，桃仁（去皮尖）一两。

上捣散，酒服二方寸匕，日二。一方无桃仁。

疗脂瘕方

皂荚（去皮、子）七钱半，矾石（烧）二钱半，五味子、蜀椒（去汗）、细辛、干姜各半两。

上捣散，以香脂和如豆大，纳阴中。

导散方

皂荚（炙，去皮、子）、吴茱萸、当归、蜀椒（去汗）、干姜、大黄、戎盐各一两，细辛（炒）、矾石（烧）、五味子各二钱。

上捣筛为散，以轻绢袋，如指大长三寸，盛药令满，纳阴中，坐卧随意，勿行走，小便时去之，别换新者。

疗鳖瘕方

大黄一两五钱，干姜、侧子各半两，附子、人参各三钱七分半，䗪虫（炒）一寸匕，桂心一两二钱半，细辛、土鉏（土鉏不明）各七钱半，白术一两。

上捣散，以酒服方寸匕，日三。

卷五·积聚癥瘕门·治血癥

血竭散

治妇人血瘕作痛，脐下胀满，月经不行，发热体倦（平正效速）。

当归八分，芍药（炒）、桂心、血竭、蒲黄（炒）各六分，玄胡索（炒）四分。

上为细末，每服二钱，空心酒调下。

牡丹散

治妇人久虚羸瘦，血块走注，心腹疼痛（甚当）。

牡丹皮、当归、玄胡索、桂心各一两，赤芍药、牛膝、莪术各二两，京三棱一两半。

上为粗末，每服三钱，水酒各半盏，煎服。

卷六·求子门·论求子先调经

楼氏曰：求子之法，莫先调经（理妇人者，先须熟此症治）。每见妇人之无子者，其经必或前或后，或多或少，或将行作痛，或行后作痛，或紫或黑或淡，或凝而不调，不调则血气乖争，不能成孕矣。详夫不调之由，其或前或后，及行后作痛者，虚也；其少而淡者，血虚也；多者，气虚也；其将行作痛，及凝块不散者，滞也；紫黑色者，滞而挟热也。治法，血虚者，四物；气虚者，四物加参芪；滞者，香附、缩砂、木香、槟榔、桃仁、玄胡；滞久而沉痼者，吐之、下之（涌泄调经，惟子和可法）；脉证热者，四物加芩连；脉证寒者，四物加桂附，及紫石英之类是也。直至积去滞行虚回，然后气血和平，能孕子也。予每治经不调者，只一味香附末（有积滞，则污浊不清，虚未回，则新生之气不鼓，一味香附，有去旧生新之妙），醋为丸服之，亦百发百中也。

卷六·求子门·治血虚不孕

调经种玉汤

凡妇人无子，多因七情所伤，致使血衰气盛，经水不调。或前或后，或多或少，或色淡如水，或紫如血块，或崩漏带下，或肚腹疼痛，或子宫虚冷，不能受孕，宜此药，百发百中，效可通神。

当归（酒洗）、川芎、吴茱萸（炒）各四钱，熟地黄（酒洗）、香附（炒）各六钱，白芍药、白茯苓（去皮）、陈皮、牡丹皮、玄胡索各三钱。

上锉。作四剂，每一剂，加生姜三片，水一碗半，煎一碗，空心温服，渣再煎，临卧服。待经至之日服起，一日一剂，药尽经止，则当交媾，即成孕矣。纵不成孕，经当对期，俟经来再服四剂，必孕无疑。若过期而经水色淡者，加官桂、炒干姜、熟艾各二钱。若先期三五日，色紫者，加条芩三钱。

十全济阴丸

当归身（酒洗）、熟地黄、香附子（童便煮）各四两，干山药、白术各二两五钱，枸杞子、人参各二两，蕲艾叶（去梗筋，同香附用陈醋老酒煮一时，捣烂焙干）二两，川芎、白芍药、牡丹皮、紫石英（火煅淬）各一两五钱，泽兰一两，紫河车（在净水内洗去秽血，用银针挑去紫筋）一具。

上各药，俱咀片，同河车入砂锅内，用陈老酒三碗，陈米醋一碗，清白童便一碗，米泔水数碗和匀。倾入锅内，浮于药寸许。如尚少，再加米泔，以锅盖盖密，勿令透气，桑柴火慢煮，以河车融化，汁干为度。同药俱取出，在石臼内捣极烂，捻作饼子，日晒夜露三昼夜，宜在月满之时，以受日精月华，仍焙干为末，炼蜜捣千余杵，丸如桐子大。每服五十丸，渐加至八九十丸，空心淡盐汤下，随用早饭，使药下行。忌食生萝卜（窃谓此方妙在气血虚之人而先期者，将行腹痛者，经水紫黑者，肥人湿者，婢妾多郁者，如此之类，皆非所宜，虽有加减，亦须斟酌）。凡月经过期而行，或少或不行，皆血寒血少也，尺脉必微弱，加桂心五钱（夏月三钱），黄芪一两（炙）。先期而来者，血热也，脉来必数，加条实黄芩二两炒，酒制生地黄一两五钱，腹痛加白芍药一两。凡经将行而腹中先作痛者，血实而气滞也，去血成块者，气凝也，脉来弦数滑大，加玄胡索一两（酒炒），陈皮八钱，广木香、柴胡梢各五钱。凡经水行后作痛者，气血俱虚也，尺脉必虚涩而兼紧，加炒干姜三钱，白茯苓一两，桂心夏月二钱，余月五钱。凡经行三五日后，腹中绵绵作痛，或淋沥不止，血因气滞未尽也，尺脉见沉涩或沉弦，加广木香五钱，柴胡六钱。凡经水紫色及黑色，血热之甚也，尺脉见洪数，加条实黄芩一两，黄柏一两（炒），生地黄一两五钱，酒浸。凡过期行经而色淡者肥人则有湿痰，加白茯苓（水淘）、陈皮、苍术（米泔浸一宿，盐水炒）各一两，白术五钱，减去熟地黄一两。瘦人则血虚少，而水混之，加桂心五钱。

卷六·求子门·治宫冷不孕

艾附暖宫丸

治妇人子宫虚冷，带下白淫，面色萎黄，四肢疼痛，倦怠无力，饮食减少，经脉不调，血无颜色，肚腹时痛，久无子息，服药更能戒恼怒、生冷，累用经验。

香附子（用醋五升，以砂石罐煮一昼夜，捣烂成饼，慢火焙干）六两，艾叶（大者去枝梗）、川芎（酒洗）各三两，吴茱萸（去梗）、黄芪、白芍药（淡酒炒）各二两，续断（去芦）一两五钱，生地黄（酒洗）一两，官桂五钱。

上共为细末，用上好醋打糊丸，如桐子大。每服五七十丸，淡醋汤食远下。择壬子日或天德月德日修合。

（三）《妇人规》[14]

经脉之本

《上古天真论》曰："女子二七天癸至，任脉通，太冲脉盛，月事以时下，故有子。"盖天癸者，言后天之阴气，阴气足而月事通，是即所谓月经也。正以女体属阴，其气应月。月以三旬而一虚，经以三旬而一至，月月如期，经常不变，故谓之月经，又谓之月信。夫经者，常也，一有不调，则失其常度，而诸病见矣。然经本阴血，何脏无之？惟脏腑之血，皆归冲脉，而冲为五脏六腑之血海。故《经》言太冲脉盛，则月事以时下，此可见冲脉为月经之本也。然血气之化，由于水谷，水谷盛则血气亦盛，水谷衰则血气亦衰。而水谷之海，又在阳明。考之《痿论》曰："阳明者，五脏六腑之海，主润宗筋，宗筋主束骨而利机关也。冲脉者，经脉之海也。主渗灌谿谷，与阳明合于宗筋，阴阳总宗筋之会，会于气街，而阳明为之长。"是以男精女血，皆由前阴而降。此可见冲脉之血，又总由阳明水谷之所化。而阳明胃气，又为冲脉之本也。故月经之本，所重在冲脉；所重在胃气；所重在心脾生化之源耳。其他如七情六淫、饮食起居之失宜者，无非皆心、脾、胃气之贼。何者当顾，何者当去？学者于此，当知所从矣。

经脉诸脏病因

女人以血为主，血旺则经调，而子嗣、身体之盛衰，无不肇端于此。故治妇人之病，当以经血为先。而血之所主，在古方书皆言心主血、肝藏血、脾统血。故凡伤心、伤脾、伤肝者，均能为经脉之病。又曰：肾为阴中之阴，肾主闭藏；肝为阴中之阳，肝主疏泄。二脏俱有相火，其系上属于心，故心火一动，则相火翕然从之，多致血不静而妄行，此固一说。然相火动而妄行者有之，由火之盛也；若中气脱陷及门户不固而妄行者亦有之，此由脾肾之虚，不得尽言为火也。再如：气道逆而不行者有之，由肝之滞也；若精血败而不行者亦有之，此由真阴之枯竭。其证极多，不得误认为滞也。是固心、脾、肝、肾四脏之病，而独于肺脏多不言及，不知血之行与不行，无不由气。如《经脉别论》曰："饮入于胃，游溢精气，上输于脾，脾气散精，上归于肺，通调水道，下输膀胱。水精四布，五经并行，合于四时、五脏、阴阳，揆度以为常也。"此言由胃达脾，由脾达肺，而后传布诸经。故血脱者当益气，血滞者当调气。气主于肺，其义可知。是皆诸经之当辨者如此。然其微甚本末，则犹有当辨者。盖其病之肇端，则或由思虑，或由郁怒，或以积劳，或以六淫饮食。多起于心、肺、肝、脾四脏，及其甚也，则四脏相移，必归脾肾。盖阳分日亏，则饮食日减，而脾气、胃气竭矣；阴分日亏，则精血日涸，而冲任肾气竭矣。故予曰：阳邪之至，害必归阴，五脏之伤，穷必及肾。此源流之必然，即治疗之要着。故凡治经脉之病，或其未甚，则宜解初病，而先其所因。若其已剧，则必计所归，而专当顾本。甚至脾、肾大伤，泉源日涸，由色淡而短少，由短少而断绝，此其枯竭已甚也。昧者无知，由云积血而通之、破之，祸不旋踵矣。

经不调

经血为水谷之精气，和调于五脏，洒陈于六腑，乃能入于脉也。凡其源源而来，生化于脾，总统于心，藏受于肝，宣布于肺，施泄于肾，以灌溉一身。在男子则化而为精，妇人则上为乳汁，下归血海而为经脉。但使精气无损，情志调和，饮食得宜，则阳生阴长，而百脉充实，又何不调之有？苟不知慎，则七情之伤为甚，而劳倦次之。又或为欲不谨，强弱相陵（当作凌），以致冲任不守者，亦复不少。此外则外感、内伤，或医药误谬，但伤营气，无不有以致之。凡人有衰弱多病，不耐寒暑，不胜劳役，虽先天禀弱者常有之，然以气血方长，而纵情亏损，或精血未满，而早为斫丧，致伤生化之源，则终身受害，此未病之先，所当深察而调之者也。

若欲调其既病，则惟虚实阴阳四者为要。丹溪曰："先期而至者，血热也；后期而至者，血虚也。"王子亨曰："阳太过则先期而至，阴不及则后时而来。"其有乍多乍少、断绝不行、崩漏不止，皆由阴阳盛衰所致。是固不调之大略也。然先期而至，虽曰有火，若虚而挟火，则所重在虚，当以养营安血为主。矧亦有无火而先期者，则或补中气，或固命门，皆不宜过用寒凉也。后期而至者，本属血虚，然亦有血热而燥瘀者，不得不为清补；有血逆而留滞者，不得不为疏利。总之，调经之法，但欲得其和平，在详察其脉证耳。若形气、脉气俱有余，方可用清、用利。然虚者极多，实者极少，故调经之要，贵在补脾胃以资血之源，养肾气以安血之室。知斯二者，则尽善矣。若营气本虚而不知培养，则未有不日枯而竭者。不可不察也。

凡经行之际，大忌寒凉等药，饮食亦然。

血虚经乱

凡女人血虚者，或迟或早，经多不调。此当察脏气，审阴阳，详参形证脉色，辨而治之，庶无误也。盖血虚之候，或色淡，或涩少，或过期不至，或行后反痛，痛则喜暖、喜按，或经后则困惫难支，腰膝如折，或脉息则微弱弦涩，或饮食素少，或形色薄弱。凡经有不调，而值此不足之证，皆不可妄行克削及寒凉等剂，再伤脾、肾以伐生气，则惟有日甚矣。

经期腹痛

经行腹痛，证有虚实。实者或因寒滞，或因血滞，或因气滞，或因热滞；虚者有因血虚，有因气虚。然实痛者，多痛于未行之前，经通而痛自减；虚痛者，于既行之后，血去而痛未止，或血去而痛益甚。大都可按、可揉者为虚，拒按、拒揉者为实。有滞无滞，于此可察。但实中有虚，虚中亦有实，此当于形气禀质兼而辨之。当以察意，言不能悉也。

凡妇人经期有气逆作痛，全滞而不虚者，须顺其气，宜调经饮主之。甚者如排气饮之类亦可用。

调经饮

治妇人经脉阻滞，气逆不调，多痛而实者（见《新方八阵·因阵》）。

当归三（五）钱，牛膝二钱，山楂一（二）钱，香附二钱，青皮、茯苓各一钱半。

水二钟，煎七分，食远服。如因不避生冷而寒滞其血者，加肉桂、吴茱萸之类；如兼胀闷者，加厚朴一钱，或砂仁亦可；如气滞者，加乌药二钱，或痛在小腹者，加小茴香一钱半。

排气饮

治气逆食滞胀痛等证（见《新方八阵·和阵》）。

陈皮一钱五分，木香七分（一钱），藿香一钱五分，香附二钱，枳壳一钱五分，泽泻二钱，乌药二钱，厚朴一钱。

水一钟，煎七分，热服。如食滞者，加山楂、麦芽各二钱，如寒滞者，加焦干姜、吴茱萸、肉桂之属；如气逆之甚者，加白芥子、沉香、青皮、槟榔之属；如呕而兼痛者，加半夏、丁香之属；如痛在小腹者，加小茴香；如兼疝者，加荔枝核，煨熟捣碎，用二三钱。

若血瘀不行，全滞无虚者，但破其血，宜通瘀煎主之。

通瘀煎

治妇人气滞血积，经脉不利，痛极拒按，及产后瘀血实痛，并男妇血逆血厥等证（见《新方八阵·因阵》）。

归尾三（五）钱，山楂、香附、红花（新者炒黄）各二钱，乌药一（二）钱，青皮钱半，木香七分，泽泻钱半。

水二钟，煎七分，加酒一二小钟，食前服。兼寒滞者，加肉桂一钱，或吴茱萸五分；火盛内热，血燥不行者，加炒栀子一二钱；微热血虚者，加芍药二钱；血虚涩滞者，加牛膝；血瘀不行者，加桃仁三十粒，去皮尖用，或加苏木、玄胡索之类；瘀极而大便结燥者，加大黄一二三钱，或加芒硝、蓬术（即蓬莪术）亦可。

若气血俱滞者，宜失笑散主之。

失笑散

治妇人心痛气刺不可忍，及产后儿枕蓄血，恶血上攻疼痛，并治小肠气痛［见《妇人规（古方）》］。

五灵脂（净者）、蒲黄（俱炒）等分。

上为末，每服二三钱，用酒煎，热服。一方用好醋一杓熬成膏，再入水一钟，煎至七分，热服。一方用醋糊和丸龙眼大，每服一丸，以童便和水各半钟，煎七分，温服。按：此方若用以止痛，蒲黄宜减半，若用止血，则宜等分，或灵脂减半亦可。

若寒滞于经，或因外寒所逆，或素日不慎寒凉，以致凝结不行，则留聚为痛而无虚者，须去其寒，宜调经饮加姜、桂、吴茱萸之类主之。或和胃饮亦可酌用。

调经饮（见上三段）。

和胃饮

治寒湿伤脾，霍乱吐泻，及痰饮水气，胃脘不清，呕恶胀满腹痛等证。

此即平胃散之变方也。凡呕吐等证，多有胃气虚者，一闻苍术之气，亦能动呕，故以干姜代之（见《新方八阵·和阵》）。

陈皮、厚朴各一钱半，干姜（炮）一（二）钱，炙甘草一钱。

水一钟半，煎七分，温服。此方凡藿香、木香、丁香、茯苓、半夏、扁豆、砂仁、泽泻之类，皆可随宜增用之。若胸腹有滞而兼时气寒热者，加柴胡。

若血热血燥，以致滞涩不行而作痛者，宜加味四物，或用保阴煎去续断加减主之。

薛氏加味四物汤（见经不调）。

保阴煎（见血热经早）。

以上五证，但察其有滞无虚，方是真实，若或兼虚，弗得任行克伐。

凡妇人经行作痛，挟虚者多，全实者少。即如以可按、拒按，及经前、经后辨虚实，固其大法也。然有气血本虚，而血未得行者，亦每拒按。故于经前亦常有此证。此以气虚血滞，无力流通而然。但察其形证脉息。凡涉虚弱不足，而经滞作痛者，惟用决津煎、五物煎加减主之，其效如神。或用四神散之类亦可。

决津煎

治妇人血虚经滞，不能流畅而痛极者。当以水济水，若江河一决，而积垢皆去，宜此汤随证加减主之。此用补为泻之神剂也。如气虚者，宜少用香附、陈皮之类，甚者不用亦可（见《新方八阵·因阵》）。

当归三五钱（或一两），泽泻一钱半，牛膝二钱，肉桂一二三钱，熟地二三钱（或五七钱，或不用亦可），乌药一钱（如气虚者不用亦可）。

水二钟，煎七八分，食前服。如呕恶者，加焦姜一二钱。如阴滞不行者，非加附子不可。如气滞而痛胀者，加香附一二钱，或木香七八分。如血滞血涩者，加酒炒红花一二钱。如小腹不暖而痛者，加吴茱萸七八分。如大便结涩者，加肉苁蓉一至三钱，微者以山楂代之。

五物煎（见血寒论外方）。

四神散（见血寒论外方）。

若痛在经后者，多由血虚，当用大、小营煎随宜加减主之。或四物、八珍俱可用。然必察其寒热虚实，以为佐使，自无不效。其有余滞未行者，惟决津煎为妙。

大营煎（见血热经早）。

小营煎（见血虚经乱）。

四物汤（见经不调）。

八珍汤（见经不调）。

决津煎（见上段）。

凡妇人但遇经期则必作痛，或食则呕吐，肢体困倦，或兼寒热者，是必素禀气血不足，止宜八珍汤、大营煎之类。若虚而寒甚者，宜理阴煎渐加培补，久必自愈。有因带浊多而虚痛者，亦宜大、小营煎，随其寒热，加佐使主之。

理阴煎（见血寒经迟）。

立斋曰："前证若风寒伤脾者，六君加炮姜；思虑伤血者，四物加参、术；思虑伤气者，归脾加柴、栀；郁怒伤血者，归脾、逍遥兼服。"

六君子汤

治脾、胃虚弱，饮食少思，或久患疟痢，或食饮难化，或呕吐吞酸，或咳嗽喘促。若虚火等证，顺加炮姜，其功尤速（见《古方八阵·补阵》）。

人参、白术（炒）、茯苓各二钱，炙甘草一钱，陈皮、半夏各一钱五分。加姜、枣，水煎服，或加粳米百粒。

四物汤（见经不调）。

归脾汤（见经不调）。

《元戎》逍遥散

治肝、脾血虚，及郁怒伤肝，少血目暗，发热胁痛等证（见《古方八阵·补阵》）。

当归、芍药、白术、茯神、甘草、柴胡各等分。

上姜水煎服。

经痛论外方

温经汤

治寒气客于血室，以致血气凝滞，脐腹作痛，其脉沉紧[见《妇人规（古方）》]。

人参、牛膝（酒炒）、甘草（炒）各一钱，当归、川芎、芍药、牡丹皮、蓬术（醋炒）、桂心各五分。

上水煎服。

《良方》交加散

治经脉不调，腹中撮痛，或结聚癥瘕，产后中风[见《妇人规（古方）》]。

生地（取汁）一斤，生姜（取汁）十二两。

上以地黄汁炒姜渣，姜汁炒地黄渣，干为末，每服三钱，温酒调服。加芍药、玄胡、当归、蒲黄、桂心各一两，没药、红花各五钱，尤效。

醋附丸

治元脏虚冷，月候不调，腹中急痛，赤白带下，浑身寒热，胎气壅滞不固[见《妇人规（古方）》]。

香附米（醋煮，焙干为末）半斤。

上以醋糊为丸，桐子大，每服三四十丸，米饮下。

牛膝散

治月水不利，脐腹作痛，或小腹引腰，气攻胸膈[见《妇人规（古方）》]。

当归（酒浸）、牛膝（酒炒）、赤芍药、桂心、桃仁（去皮尖）、玄胡索（炒）、牡丹皮各一两，木香三钱。

上为末，每服一钱，温酒调下，或每服五七钱，水煎服。

姜黄散

治瘀血凝滞，肚腹刺痛，或腹胀发热等证［见《妇人规（古方）》］。

姜黄、当归（酒拌）各二钱，蓬术（醋炒）、红花、桂心、川芎、玄胡索（炒）、丹皮各五分。

上水、酒各半煎服。

当归没药丸

治血瘀作痛，及血风筋挛骨痹，手足麻木疼痛［见《妇人规（古方）》］。

当归、五灵脂（炒）各一两，没药五钱。

上为末，醋糊丸桐子大，每服三十丸，姜汤下。

玄胡当归散

亦名延胡索散。治血积小腹疼痛，或因气逆，月经不行，肚腹作痛［见《妇人规（古方）》］。

当归、赤芍药、刘寄奴、没药、枳壳（麸炒）、玄胡索（炒）等分。

上为末，每服一钱，热酒调下。

琥珀丸

治妇人或老或少、或产前产后百病，及疗三十六种诸病，七疝八瘕，心腹刺痛，卒中瘫痪，半身不遂，八风十二痹，手足酸疼，乳中结核、结毒，怀胎惊动，伤犯不安，死胎不下，并治［见《妇人规（古方）》］。

琥珀、朱砂（各另研）、沉香、阿胶（炒珠）、附子（制）、川芎、肉桂、五味子、石斛各五钱，牛膝（酒浸）、当归、肉苁蓉（酒洗，晒）、人参、熟地、续断、木香、没药各一两，一方有牛黄、珍珠、乳香、玄胡各一两，共二十一味。

上炼蜜为丸，弹子大，每服一丸，空心、食前、午后温酒化开服。凡服法，或姜汤，或米汤，或酒，或灯草汤，或随证用引，皆可下。若伤寒中风，角弓反张，用麻黄汤随证改汤引送下。孕妇临月，宜一日一服，至产顺利，不觉疼痛。凡妇人服至五服、十服之后，日倍饮食，其功言不尽述，服者当自觉也。

（四）《竹林女科证治》[24]

调经上·经来如猪肝水

经来如猪肝水，五心烦热，腰腹疼痛，面黄肌瘦，不思饮食，此气血皆虚也。先用黄芩汤退其烦热，后用调经丸调其气血。

黄芩汤

黄芩六分，当归一钱，川芎八分，天花粉、知母（酒炒）、苍术、白芍各七分（一方无苍术、白芍，有甘草七分）。

水煎服。

调经丸

生地黄、熟地黄、当归、白芍、三棱、蓬术、玄胡索、白茯苓各一两，川芎、砂仁、乌药（炒）各八钱，香附一两二钱，大茴、小茴各二两。

共为末，粳米糊丸，如梧子大，每服百丸，酒下。

调经上·经来如屋漏水

经来如屋漏水，头昏目眩，小腹作痛，更兼白带，咽中臭如鱼腥，恶心吐逆，此血虚有热也。先用理经四物汤，次用内补当归丸。

理经四物汤

川芎、当归、白芍、生地黄、白术（蜜炙）、柴胡、香附（童便制）、玄胡索各一钱，黄芩、三棱各八分。

水煎，临卧服。

内补当归丸

续断、阿胶（炒）、蒲黄（炒黑）、肉苁蓉（酒浸焙）、厚朴（姜汁炒）、山茱萸、白茯苓、香附（童便制）、当归、白芷各一两，川芎、白芍各八钱，甘草（炙）、干姜各五钱，熟地黄一两五钱。

共为末，炼蜜为丸，白汤下八十丸，空心服。

调经上·经来吊阴痛

经来有两条筋从阴吊至两乳，痛不可忍，身上发热，宜服川楝汤，二剂即安。

川楝汤

川楝子（炒）、大茴、小茴、猪苓、泽泻、白术（蜜炙）各一钱，乌药（炒）、槟榔、乳香（去油）、玄胡索各八分，木香五分，麻黄六分。

姜三片，葱一根，水煎服。

调经上·经前腹痛

经水将来，而脐腹绞痛，此血涩不行以作痛也，宜服通经汤。

通经汤

熟地黄、当归、川芎、白芍、川楝子（炒）、小茴香、槟榔、玄胡索、木香各七分。

水煎，食前服。

调经上·经来腰腹痛

经来腰腹痛而气滞血实者，宜服桃仁汤。

桃仁汤

当归尾、赤芍、生地黄、香附（童便制）、牡丹皮、红花、玄胡索、桃仁（另捣如泥，冲服）。

水煎，临服时入桃仁泥，空心服。形瘦有火，加条芩、黄连；形肥多痰，加枳壳、苍术、半夏。

调经上・经来小腹痛

经来小腹结成块，或如皂角一条横过，痛不可忍，面色青黄，不思饮食。宜服玄胡散，半月可愈。

玄胡散

玄胡索四两，头发灰四钱。

为末，酒调下。

调经上・经来未尽腹痛

经来一半，余血未尽，腹中作痛，或发热或不发热。乃气血俱实也。宜服红花当归汤，破其余血，而热自止。

红花当归汤

红花、当归、牛膝、苏木各一钱，川芎五分，枳壳（麸炒）六分，莪术、赤芍、三棱、芫花各八分。

水煎临卧服。

调经上・经来尽后作痛

经尽作痛，手足麻痹，乃腹中虚冷也。血虚衰甚者，宜服四物汤加吴茱萸（滚汤泡炒）一钱。

四物汤

熟地黄、当归（酒炒）各三钱，白芍（酒炒）二钱，川芎一钱。

姜枣为引，水煎服。

调经上·经后腹痛

经后腹痛，此虚中有滞也。宜服加味八物汤。

加味八物汤

人参，白术（蜜炙），茯苓，甘草（炙），熟地黄，当归，白芍，川芎，木香，香附（童便制），青皮。

姜枣为引，水煎食前服。

调经下·二十五六岁经证

妇人二十五六岁，血海虚冷，经脉不调，腰腹疼痛。或下白带，或如鱼脑，或如米泔，信期不定，每月淋漓不止。面色青黄，四肢无力，头晕眼花，此气血两虚也。补经汤、温经丸主之。

补经汤

当归、鹿茸（酥炙）、香附（童便制）各七分，白芍、川芎、熟地各六分，黄芪（蜜炙）、白术（蜜炙）、白茯苓、黄芩（酒炒）、陈皮（去白）、砂仁、人参、阿胶（炒）、小茴、山茱萸各五分，沉香粉、甘草各二分，玄胡索五分。

姜三片，水煎，空心服。如咳嗽潮热，加五味子、杏仁（去皮尖）各五分，竹沥少许。

温经丸

人参、砂仁各五钱，白术（蜜炙）、川芎、熟地、当归、厚朴（姜汁制）、香附（童便制）各一两，夏金砂、银虫砂、侧柏叶各二两，僵蚕（炒）、防风各五分，粉甘草二钱五分。

上为细末，分作三股听用。乌骨雄鸡一只，要三四年老大者。用竹刀杀死，除去血毛头足肚内杂脏不用，水洗。将陈老酒一大碗，将研过药末纳一股于鸡肚内，一股入酒内。以文武火煮极熟，将鸡骨肉折开，再用原汁熬干。将鸡骨肉并药末晒干或焙干，研极细末，将留下一股药末投入鸡肉末内，和极匀，糯米饭为丸。每日空心酒下五十丸。

调经下·三十二三岁经证

妇人三十二三岁，气血盛实，热结血闭，脐腹疼痛，手不可近者。先以三军丸，荡其瘀秽，后以养生荡润其营卫。若月候不调，气滞腹痛者，宜服导经汤，以顺其气，则经血自行。若赋禀衰弱者，或素有失血之证；或生育过多，血海干枯；或房室纵肆，过伤阴血；或子多乳众，伤其血液，皆足以致经闭。失血过多者，养营汤主之；生育过多者，益损汤主之；房劳过伤者，双和汤主之；乳众血枯者，十全大补汤主之。

导经汤

香附一钱，乌药一钱五分，当归一钱，木香（不见火）、甘草各五分。

水煎服。此方亦治血海疼痛。

调经下·四九五旬经证

妇人二七而天癸，至七七而天癸竭，此其常也。乃四十九五十岁天癸犹不竭，而月经仍旧依期而行不见他证者，血有余也，不可用药止之。若天癸已过期，经行不匀，或三四月不行，或一月再至而腰腹疼痛者，宜服当归散。

当归散

当归、川芎、白芍（炒）、条芩（炒）各一两，白术（蜜炙）五钱。

为末，每服二钱。酒调，日服二次。

（五）《女科经纶》[25]

卷一·月经门·经论女子月事属太冲脉盛

《素问》曰：女子七岁，肾气盛，齿更发长，二七而天癸至，任脉通，太冲脉盛，月事以时而下，故能有子。

卷一·月经门·经论女子血海属于少阴一经

《灵枢》曰：冲脉起于胞中，出于气街，前行于胸，伏行于背，上出颃颡，渗灌诸阳，下入于足，注诸络，为十二经脉之海，其出入皆少阴经以行，故为血海。

卷一·月经门·经论女子经水温寒与天地相应

《素问》曰：天地温和，则经水安静。天寒地冻，则经水凝泣。天暑地热，则经水沸溢。卒风暴起，则经水波涌而陇起。邪之入于脉也，寒则血凝泣，天暑则气淖泽，虚邪因而入客，亦如经水之得风也。

慎斋按：以上经论三条，序女子月事，始本太冲脉盛，而冲脉则起胞中，即为血海，此经水之源也。但经水得寒则凝，得热则行，尝与天地寒暑之气相应，而调经者可以知所务矣。

卷一·月经门·女子月事本血室以时而下论

王太仆曰：冲为血海，诸经朝会，男子则运而行之，女子则停而止之，谓之血室。《经》云：任脉通，冲脉盛。男既运行，女既停止。运行者，无积而不满，动也。停止者，有积而能满，静也。不满者，阳也，气也。能满者，阴也，血也。故满者以时而溢，谓之信。男子以气运，故阳气应日而一举。女子以血满，故阴血应月而一下。

卷一·月经门·女子月经本任冲二脉血海有余论

马玄台曰：任冲二脉，奇经八脉之二也。《经》云：任主胞胎，冲为血海。今二脉俱通，月事而下。《灵枢》云：冲脉、任脉，皆起于胞中。又云：冲脉为血之海。又云：血海有余。按：血海之海，虽曰既行而空，至七日后而渐满，如月之盈亏相似。当知血海之有余，以十二经皆然，非特血海之满也，故始得以行耳。

卷一·月经门·女子月事本任督二脉血海之满论

程扶生曰：任脉者，起于中极之下，以上毛际，循腹里，上关元，至咽喉，属阴脉之海。任者，妊也。此人生养之始，故曰任脉。中极之下，长强之上，此奇经之一脉也。督脉者，起于下极之腧，并于脊里，上至风府，入脑上巅，循额，至鼻柱，属阳脉之海。督之言都也，是入阳脉之都纲也。人脉比于水，故云阳之海，此奇经之一脉也。任脉主任一身之阴血，太冲属阳明，为血之海。故谷气盛则血海满，而月事以时下也。

卷一·月经门·妇人月水本于四经论

齐仲甫曰：妇人月水，本于四经。二者冲任，二者手太阳小肠，手少阴心。然冲为血海，任主胞胎，二者相资，故令有子。小肠经属腑，主表为阳；少阴经为脏，主里属阴。此二经，在上为乳汁，在下为月水。

慎斋按：以上四条，序女子月经本于血室，血室即血海，而其脉则属冲任督三脉。心与小肠二经，为月水之源也。

卷一·月经门·女子天癸之至名月信论

陈良甫曰：《经》云，女子二七而天癸至，天谓天真之气，癸谓壬癸之水，壬为阳水，癸为阴水，女子阴类，冲为血海，任主胞胎，二脉流通，经血渐盈，应时而下，天真气降，故曰天癸，常以三旬一见，以象月盈则亏，不失其期，故名曰月信。

卷一·月经门·妇人经血属心脾所统论

薛立斋曰：《经》云，饮食入胃，游溢精气，上输于脾，脾气散精，上归于肺，通调水道，下输膀胱，水精四布，五经并行。东垣所谓脾为生化之源，心统诸经之血，诚哉是言也。心脾平和，则经候如常。苟或七情内伤，六淫外侵，饮食失节，起居不时，脾胃虚损，心火妄动，则月经不调矣。大抵血生于脾土，故云脾统血。凡血病当用苦甘之药，以助阳气而生阴血也。

卷一·月经门·妇人经血生于水谷之精气论

薛立斋曰：血者，水谷之精气也，和调五脏，洒陈六腑。在男子则化为精，在妇人则上为乳汁，下为月水。故虽心主血，肝藏血，亦皆统摄于脾。补脾和胃，血自生矣。凡经行之际，禁用苦寒辛散之药，饮食亦然。

卷一·月经门·妇人月水与乳俱脾胃所生论

程若水曰：妇人经水与乳，俱由脾胃所生。《经脉别论》云：食气入胃，其清纯津液之气归于心，入于脉，变赤而为血。血有余，则注于冲任而为经水。经水者，阴水也。阴必从阳，故其色赤，禀火之色也。冲为血海，任主胞胎。若男子媾精，阴阳和合而成孕，则其血皆移荫于胎矣。胎既产，则胃中清纯津液之气，归于肺，朝于脉，流入乳房，变白为乳，是禀肺金之色也。或儿不自哺，则阳明之窍不通，其胃中津液，仍归于脉，变赤而复为月水矣。

慎斋按：以上四条，序妇人经血，由于饮食五味，水谷之精气所化，此调经必先于扶脾保胃为要也。

卷一·月经门·女子经不调由合之非时论

褚侍中曰：女人天癸既至，逾十年无男子合，则不调。未逾十年，思男子合，亦不调。不调则旧血不出，新血误行。或渍而入骨，或变而为肿，或虽合而难子，合多则沥枯虚人，产乳众则血枯杀人。观其精血，思过半矣。

卷一·月经门·经候不调有阴阳相胜论

许叔微曰：妇人病，多是月经乍多乍少，或前或后，时发疼痛。医者一例呼为经病，不辨阴胜阳，阳胜阴，所以服药少效。盖阴气乘阳，则胞寒气冷，血不运行，经所谓天寒地冻，水凝成冰，故令乍少而在月后。若阳气乘阴，则血流散溢，经所谓天暑地热，经水沸腾，故令乍多而在月前。当别其阴阳，调其血气，使不相乖，以平为期也。

卷一·月经门·月经紫黑属热非寒论

朱丹溪曰：经水者，阴血也。阴必从阳，故其色红，禀火色。血为气之配，气热则热，气寒则寒，气滞则滞。为气之配，因气而行。见有成块者，气之凝也。将行而痛者，气之滞也。来后作痛者，气血俱虚也。错经妄行者，气之乱也。色淡者，虚而有水混之也。紫者，气之热也。黑者，热甚也。今人见紫黑成块作痛，率指为风冷乘之，用温热剂，祸不旋踵。《经》云：亢则害，承乃制。热甚必兼水化，故热则紫，甚则黑也。且妇人性多忿郁，嗜欲倍加，脏腑厥阳之火，无日不有，非热而何？若以风冷，必须外感，即或有之，亦千百而一二也。

卷一·月经门·经黑属风寒外乘当辨脉证

叶氏曰：血黑属热，丹溪之论善矣。然有风寒外乘者，十中尝见一二。盖寒主收引，小腹必常冷痛，经行时，或手足厥冷，唇青面白，尺迟或微而虚，或大而无力。热则尺洪数，或实有力，参之脉证为的。

《准绳》按：冷证外邪初感，入经必痛，或不痛者，久则郁而变热。且血寒则凝，既行而紫黑，故非寒也。

卷一·月经门·经水辨色有气虚血热痰多之分

朱丹溪曰：经水不调，而水色淡白者，气虚也，宜参、术、归、芍、黄芪、香附之属。经水过期而紫黑成块者，血热而实也，必作痛，宜四物加黄连、香附。经水过多而淡色者，痰多也，二陈加芎、归。

卷一·月经门·经行腹痛属风冷客于胞络

陈良甫曰：经来腹痛，由风冷客于胞络冲任，或伤手太阳、手少阴二经，用温经汤加桂枝、桃仁。若忧思气郁而血滞，用桂枝桃仁汤、地黄通经丸。若血结成块，用万病丸。

卷一·月经门·经行腹痛属寒湿抟于冲任

滑伯仁曰：有经行前脐腹绞痛如刺，寒热交作，下如黑豆汁，两尺沉涩，余皆弦急，此由下焦寒湿之邪，抟于冲任。冲为血海，任主胞胎，为妇人之血室。经事来，邪与血争，故作疞痛。寒湿生浊，下如豆汁，宜治下焦，以辛散苦温血药治之。

卷一·月经门·经行腹痛属于血涩

王海藏曰：经事欲行，脐腹绞痛者，血涩也，宜八物汤加木香、槟榔、胡索、苦楝。

卷一·月经门·经行腹痛属于气滞

朱丹溪曰：经将行腹痛，属气之滞，用香附、青皮、桃仁、胡索、黄连，又用抑气散、四物加胡索、丹皮、条芩。又曰：经将来，腹中阵痛，乍作乍止者，血热气实也，四物加黄连、丹皮。

卷一·月经门·经行腹痛宜调气

戴元礼曰：经事来而腹痛，不来腹亦痛，皆血之调故也。欲调其血，先调其气，四物加香附、吴茱，或和气饮加吴茱。痛甚者，加玄胡索汤。

卷一·月经门·经水过后腹痛属于气血两虚

朱丹溪曰：经水过后作痛，是气血俱虚也，宜八珍汤。亦有虚中有热，经后亦作痛，宜逍遥散。亦有经行过后，腹中绵绵走痛者，是血行而气滞未尽行也，四物加木香。

《准绳》按：经后腹痛为虚，明甚。若脉不数，证不显热，未可断其为热也，八珍为宜。有热，方以逍遥散主之。

慎斋按：以上八条，序经行腹痛，有寒热虚实之分也。主于风冷寒湿者，经文与良甫、伯仁之论是也。主于血涩气滞者，海藏、丹溪之论是也。若经行后腹痛，是有虚无实，有寒无热矣。而丹溪则又兼热与气滞论病机，不可不审。

卷一·月经门·经候不调不通有分因详证治病之法论

方氏曰：妇人经病，有月候不调者，有月候不通者。然不调不通中，有兼疼痛者，有兼发热者，此分而为四也。细详之，不调中，有趱前者，有退后者。趱前为热，退后为虚。不通中，有血枯者，有血滞者。血滞宜破，血枯宜补也。疼痛中，有常时作痛者，有经前经后作痛者。常时与经前为血积，经后为血虚也。发热中，有常时发热者，有经行发热者。常时为血虚有积，经行为血虚而有热也。是四者之中，又分为八矣。人之气血周流，忽有忧思忿怒，则郁结不行。经前产后，忽遇饮冷形寒，则恶露不尽。此经候不调不通，作痛发热，所由作也。大抵气行血行，气止血止。故治血病，以行气为先，香附之类是也。热则流通，寒则凝塞，故治血病，以热药为佐，肉桂之类是也。

卷一·月经门·调经先以顺气为主论

《济生方》曰：《经》云百病皆生于气。有七气，有九气。喜怒忧思悲恐惊，七气也。益之以寒热，为九气。气之为病，男子妇人皆有之，唯妇人之气为尤甚。盖人身血随气行，气一滞，则血为气并。或月事不调，心腹作痛；或月事将行，预先作痛；或月事已行，淋沥不断；或作寒热，或为癥瘕；或疼痛连腰胁，或引背膂，上下攻刺，吐逆不食，肌肉消瘦。非特不能受孕，久不治，转为劳瘵者多。是皆气之为病也。故调经养血，莫先以顺气为主。

卷一·月经门·妇人月水不利之脉

《脉经》曰：尺脉滑，血气实，妇人经脉不利。尺脉来而断绝者，月水不利。寸关如故，尺脉绝不至者，月水不利，当患少腹痛。肝脉沉，月水不利，主腰腹痛。

（六）《傅青主女科》[13]

经水忽来忽断时疼时止（二十）

妇人有经水忽来忽断，时疼时止，寒热往来者，人以为血之凝也，谁知是肝气不舒乎！夫肝属木而藏血，最恶风寒。妇人当行经之际，腠理大开，适逢风之吹、寒之袭，则肝气为之闭塞，而经水之道路亦随之而俱闭，由是腠理经络，各皆不宣，而寒热之作，由是而起。其气行于阳分则生热，其气行于阴分则生寒，然此犹感之轻者也。倘外感之风寒更甚，则内应之热气益深，往往有热入血室，而变为如狂之症。若但往来寒热，是风寒未甚而热未深耳。治法宜补肝中之血，通其郁而散其风，则病随手而效，所谓治风先治血，血和风自灭，此其一也。

方用**加味四物汤**

大熟地（九蒸）一两，白芍（酒炒）五钱，当归（酒洗）五钱，川芎（酒洗）三钱，白术（土炒）五钱，粉丹皮三钱，元胡（酒炒）一钱，甘草一钱，柴胡一钱，水煎服。

此方用四物以滋脾胃之阴血，用柴胡、白芍、丹皮以宣肝经之风郁，用甘草、白术、元胡以利腰脐而和腹疼，入于表里之间，通乎经络之内，用之得宜，自奏功如响也。

经水未来腹先疼痛（二十一）

妇人有经前腹疼数日，而后经水行者，其经来多是紫黑块，人以为寒极而然也，谁知是热极而火不化乎！夫肝属木，其中有火，舒则通畅，郁则不扬，经欲行而肝不应，则抑拂其气而疼生。然经满则不能内藏，而肝中之郁火焚烧，内逼经出，则其火亦因之而怒泄。其紫黑者，水火两战之象也；其成块者，火煎成形之状也。经失其为经者，正郁火内夺其权耳。治法似宜大泄肝中之火，然泄肝之火，而不解肝之郁，则热之标可去，而热之本未除也，其何能益！

方用**宣郁通经汤**

白芍（酒炒）五钱，当归（酒洗）五钱，丹皮五钱，山栀子（炒）三钱，白芥子（炒，研）二钱，柴胡一钱，香附（酒炒）一钱，川郁金（醋炒）一钱，黄芩（酒炒）一钱，生甘草一钱。

水煎。连服四剂，下月断不先腹疼而后行经矣。此方补肝之血，而解肝之郁，利肝之气，而降肝之火，所以奏功之速。

行经后少腹疼痛（二十二）

妇人有少腹疼于行经之后者，人以为气血之虚也，谁知是肾气之涸乎！夫经水者，乃天一之真水也，满则溢而虚则闭，亦其常耳，何以虚能作疼哉？盖肾水一虚，则水不能生木，而肝木必克脾土，木土相争，则气必逆，故尔作疼。治法必须以舒肝气为主，而益之以补肾之味，则水足而肝气益安，肝气安而逆气自顺，又何疼痛之有哉！

方用**调肝汤**

山药（炒）五钱，阿胶（白面炒）三钱，当归（酒洗）三钱，白芍（酒炒）三钱，山萸肉（蒸熟）三钱，巴戟（盐水浸）一钱，甘草一钱。

水煎服。此方平调肝气，既能转逆气，又善止郁疼。经后之症，以此方调理最佳。不特治经后腹疼之症也。

经前腹疼吐血（二十三）

妇人有经未行之前一二日忽然腹疼而吐血，人以为火热之极也，谁知是肝气之逆乎！夫肝之性最急，宜顺而不宜逆，顺则气安，逆则气动；血随气为行止，气安则血安，气动则血动，亦勿怪其然也。或谓经逆在肾不在肝，何以随血妄行，竟至从口上出也，是肝不藏血之故乎？抑肾不纳气而然乎？殊不知少阴之火急如奔马，得肝火直冲而上，其势最捷，反经而为血，亦至便也，正不必肝不藏血，始成吐血之症，但此等吐血与各经之吐血有不同者。盖各经之吐血，由内伤而成，经逆而吐血，乃内溢而激之使然也，其症有绝异，而其气逆则一也。治法似宜平肝以顺气，而不必益精以补肾矣。虽然，经逆而吐血，虽不大损夫血，而反复颠倒，未免太伤肾气，必须于补肾之中，用顺气之法始为得当。

方用**顺经汤**

当归（酒洗）五钱，大熟地（九蒸）五钱，白芍（酒炒）二钱，丹皮五钱，白茯苓三钱，沙参三钱，黑芥穗三钱。

水煎服。一剂而吐血止，二剂而经顺，十剂不再发。此方于补肾调经之中，而用引血归经之品，是和血之法，实寓顺气之法也。肝不逆而肾气自顺，肾气既顺，又何经逆之有哉！

经水将来脐下先疼痛（二十四）

妇人有经水将来三五日前而脐下作疼，状如刀刺者；或寒热交作，所下如黑豆汁，人莫不以为血热之极，谁知是下焦寒湿相争之故乎！夫寒湿乃邪气也。妇人有冲任之脉，居于下焦；冲为血海，任主胞胎，为血室，均喜正气相通，最恶邪气相犯；经水由二经而外出，而寒湿满二经而内乱，两相争而作疼痛，邪愈盛而正气日衰。寒气生浊，而下如豆汁之黑者，见北方寒水之象也。治法利其湿而温其寒，使冲任无邪气之乱，脐下自无疼痛之疚矣。

方用**温脐化湿汤**

白术（土炒）一两，白茯苓三钱，山药（炒）五钱，巴戟肉（盐水浸）五钱，扁豆（炒、捣）三钱，白果（捣碎）十枚，建莲子（不去心）三十枚。

水煎服。然必须经未来前十日服之。四剂而邪气去，经水调，兼可种子。此方君白术以利腰脐之气；用巴戟、白果以通任脉；扁豆、山药、莲子以卫冲脉，所以寒湿扫除而经水自调，可受妊矣。倘疑腹疼为热疾，妄用寒凉，则冲任虚冷，血海变为冰海，血室反成冰室，无论难于生育，而疼痛之止，又安有日哉！

（七）《妇科心法要诀》[26]

经行腹痛

腹痛经后气血弱，痛在经前气血凝，气滞腹胀血滞痛，更审虚实寒热情。

经行腹痛证治

经后腹痛当归建，经前胀痛气为殃，加味乌药汤乌缩，延草木香香附榔。血凝碍气疼过胀，本事琥珀散最良，棱莪丹桂延乌药，寄奴当归芍地黄。

附方

当归建中汤

当归一两，白芍（炒）二两，肉桂一两，甘草（炙）七钱。

㕮咀，每服三钱，加生姜、枣水煎，空心服。

加味乌药汤

乌药、缩砂仁、木香、延胡索、甘草、香附（制）、槟榔各等分。

上细锉，每服七钱，生姜三片水煎，温服。

琥珀散

三棱、莪术、赤芍、当归、刘寄奴、丹皮、熟地、官桂、乌药、延胡索各一两。

上前五味，用乌豆一升，生姜半斤，切片，米醋四升，同煮，豆烂为度，焙干，入后五味，同为末，每服二钱，温酒调下，空心食前服。

胞虚寒病大温经，来多期过小腹痛，归芎芍草人参桂，吴丹胶半麦门冬。不虚胞受风寒病，吴茱萸汤更加风，藁细干姜茯苓木，减去阿胶参芍芎。

附方

大温经汤

吴茱萸（汤泡）、丹皮、白芍、人参、肉桂、当归、川芎、阿胶（碎，炒）、甘草（炙）各一钱，麦冬（去心）二钱，半夏（制）二钱半。

加生姜水煎，食前服。

吴茱萸汤

当归、肉桂、吴茱萸、丹皮、半夏（制）、麦冬各二钱，防风、细辛、藁本、干姜、茯苓、木香、炙甘草各一钱。

水煎服。

（八）《妇科玉尺》[27]

卷一·月经

精神壮盛，阴血有余，偶感风寒，或食冷物，以致气滞血凝而闭，宜以通气活血药导之，此气滞也。先天不足，或病后产后失于调理，以致真阴亏损，火热煎熬。或阴虚火旺，肝不生血，或堕胎，及产多而亡血，或因久患潮热，盗汗耗血，乃将成痨瘵之候矣，宜以滋阴养血清火药治之，此血枯也。故即血凝之症，当有经闭、气滞、血枯三项因缘，未可概视。若专用攻伐，恐经不通而血反涸也。至如痛经一症，乃将行经而少腹腰腿俱痛，此瘀血，当于临经时血热气滞也，宜以通利活血药调之。经病大端，不过如是。

而其详则有可举者：如经水不调，所下淡色似水者，血虚也，宜四物汤加参、芪、香附，腹痛加阿胶、艾。下血色紫而成块者，热从火化而热血凝结也，或离经蓄血所致，经水必下多或作痛，宜四物加芩、连、知、柏、白芍。妇人室女月不调，血积坚如石者，受寒也，宜和血通经汤。妇女经不调者，或由诸般气滞也，宜艾附丸。经不调，先期而来者，血热也，宜四物加芩、连，或凉血调经丸。经行先期，腰腹发热者，亦血热也，宜凉血丸。经水不调，临行时先腹痛者，气滞血实也，宜四物加延胡索、炒枳壳、蓬术、木香、桃仁。月行时，口渴，吃水多，心痞，喜呕，不进饮食者，脾病也，宜山栀汤。妇人年二十余，月来不匀，来时先呵欠，腹隐痛，血色紫，食少无力者，弱也，宜黄连白术汤。经来紫黑色，一月二次或三次，不思饮食，口干而苦，发热者，血热妄行也，宜四君子汤加生地、当归、陈皮、麦冬、白芍、木通、甘草。经来或不来，腹痛，喜食热物者，气痛也，宜半夏木通汤。经来时，心神不宁，四肢微热，虚劳者，曾受惊也，宜菖蒲饮。临经时，或食生冷酸涩，至膀胱小腹疼，腹饱闷者，血偶滞也，宜破结丸。经水后期而行者，血虚有寒也，宜四物加黄芪、陈皮，或香附芎归汤，过期太甚，胶艾丸。经水过期色淡者，痰也，宜二陈汤加川芎、当归。有痰占住血海之地，因而不来，目必渐昏，肥人多有之，是痰碍经而不行也，宜星芎丸。经来十数日不止者，血热也，宜止血药中加山栀、柴胡。经水来而不止者，气虚不能摄血也，宜补气固经丸。经水过多不止，平日肥壮，不发热者，体虚寒也，宜姜棕散。

经闭，或但不调，血块、气痞、腹痛者，气血滞也，宜调经汤，或烦热肢疼体痛，口干盗汗，嗜卧，经不调，寒热如疟，痰嗽、骨蒸者，血虚也，宜逍遥散，不愈，加味逍遥散。瘦弱人经闭者，血气受伤，或生育多也，宜四物加红花、桃仁。

经行后作痛者，气血虚也，宜八珍汤。妇人室女，七情伤感，至于血并，心腹作疼，或连腹痛，或引背膂上下攻刺痛，血瘀作搐，或经不调，一切血气病也，宜延胡索散。

卷一·月经·脉法

《脉经》曰：左手关上脉阴虚者，足厥阴经也。妇人病苦月经不利，腰腹痛，肝脉沉之而急，浮之亦然。女人月事不来，时亡时有，得之少时有所坠堕。尺脉滑，血气实，妇人经脉不利，宜服大黄朴硝汤。下去经血，针关元泻之。少阴脉弱而微，微则少血。寸口脉浮而弱，浮则为虚，弱则无血。脉来如琴弦，少腹痛，主月不利，孔窍生疮。尺脉来而断续者，月水不利，当患小腹引腰痛，气滞上攻胸臆也。经不通，绕脐寒疝痛，其脉沉紧，此由寒气客于血室，血凝，积血为气所冲，新血与故血相搏，故痛。肾脉微涩，为不月。

李梴曰：浮涩胁伤经不利，浮绝精伤与经闭。又曰：经病前后，脉软如常。寸关虽调，尺绝痛肠。沉缓下弱，来多要防。微虚不利，间月何妨。浮沉一止，或微迟涩。居经三月，气血不别。三月以上，经闭难当。心脾病发，关伏寸浮。心事不足，左寸沉结。

卷一·月经·月水不调

戴思恭曰：月水或前后，或多少，或欲来先病，或来而断续，皆曰不调，和气饮加香附五分。经来或不来，皆腹痛，皆血不调也，欲调血先调气，四物加吴萸五分，痛甚，延胡索汤。然又恐感外邪、食积，宜详审。和气饮却能兼治。

李梴曰：以期言之，对期者，性和血足，易受孕，差一二日不为害。以色言之，心主血，阴从阳，故红为正。虽不对期，而色正者易调。或前后多少，或逾月不至，或一月再至，当归散、调经散、单丹参散。经前后痛，通用交加地黄丸、七制香附丸。

万全曰：经不调有三，一脾虚，二冲任损伤，三痰脂凝塞。胃为水谷之海，血气之母也，惟忧愁思虑，心气受伤，则脾气失养，郁结不通，腐化不行，饮食减少，斯有血枯、血闭，及血少色淡，过期，或数月一行也。

卷一·月经·来止腹痛

张从正曰：经来腹痛，由风冷客于胞络冲任，或伤手太阳少阴经，用温经汤、桂枝桃仁汤。若忧思气郁而血滞，桂枝桃仁汤、地黄通经丸。若血结成块，万病丸。

刘完素曰：气冲经脉，月事频并，脐下痛，芍药六合汤。若经欲来，脐腹绞痛，八物汤。

朱震亨曰：经候过而作痛者，乃虚中有热也。经将来作疼者，血实也，四物加桃仁、黄连、香附。临行腰疼腹痛，乃郁滞有瘀血，四物加红花、桃仁、蓬术、延胡、木香、香附，发热加黄芩、柴胡。紫色成块者热也，四物加黄连、柴胡。经行微少，或胀或疼，四肢痛，四物加延胡、没药、白芷为末，淡醋汤下。经不调，心腹疞痛，只用芎、归二味，名君臣散。经欲行，脐腹绞痛，四物加延胡、槟榔、苦楝、木香减半。又曰：月候不调之中，有兼疼痛者，或常时痛，或经前痛，血积也。或经后痛，血虚也。有兼发热者，或常时热，积也。或经来时热，血虚有热也。

王肯堂曰：仲景治带下，月水不利，小腹满痛，经一月再见者，土瓜根散主之。此散乃破坚下血之剂，观此，则经不及期有因瘀血者矣，前论所未及也。然欲知瘀血，须以小腹满痛为凭。又曰：经水者，行气血，通阴阳，以荣于身者也。或外亏卫气之充养，内乏荣血之灌溉，血气不足，经候欲行，身体先痛也。

张介宾曰：凡经期有气逆作痛，全滞而不虚者，须顺气，宜调经饮。甚者，排气饮。气血俱滞，失笑散。若寒滞于经，或因外寒所逆，或平日不慎寒凉，致凝聚作痛而无虚者，须祛寒，宜调经饮加姜、桂、吴萸，或和胃饮。若血热血燥，滞涩不行作痛，加味四物汤，或保阴煎去续断加减。以上诸症，但察其有滞无虚，方是真实。若兼虚，不得任行克伐。若痛在经后，多由血虚，八珍汤。然必察其寒热虚实，以为佐使，自效。其有余滞未行者，决津煎最妙。若但遇经期，则必作痛，或食则呕吐，肢体困倦，或兼寒热，是必素禀不足，八珍汤。虚而寒甚者，理阴煎，渐加培补，久必愈。有因带浊多而虚痛者，大营煎，随寒热加佐使主之。

卷一・月经・血色痛块

朱震亨曰：经水，阴血也，阴必从阳，故其色红，禀火色也。血为气配，其成块者，气之凝也。将行而痛，气之滞也。来后作痛，气血俱虚也。

色淡，亦虚也。错经妄行，气乱也。紫者，气热也，黑者，热甚也。人但见紫黑痛块，率为风冷而用温热，必败。夫热甚者，必兼水化，所以热则紫，甚则黑也。

李梴曰：色紫，风也。黑者，热甚也。淡白，虚也，或挟痰停水混之也。如烟尘水，如屋漏水，如豆汁，或带黄混浊模糊者，湿痰也。成块作片，色不变，气滞也，或风冷乘之也。色紫黑，血热也。大概紫者，四物加白芷、荆、防。黑者，四物加香附、芩、连。淡白者，古芎归汤加参、芪、白芍、香附。有痰，二陈加芎、归。如烟尘，二陈加秦艽、防风、苍术。如豆汁，四物加芩连。成块，四物加香附、延胡、陈皮、枳壳。通用琥珀调经丸。

卷一・月经・治月经病方

大温经汤

治冲任虚损，月候不调，或来多不已，或过期不行，或崩中去血过多，或胎产瘀血停留，小腹急痛，五心烦热，并皆治之，但此温剂，内冷者宜。

当归、川芎、人参、阿胶、桂心、白芍（炒）、淡吴萸、丹皮、炙草各一钱，麦冬二钱，半夏二钱半，姜五片。

食前，稍热服。

八物汤

治经事将行，脐腹绞痛者，气滞血涩故也。

当归、川芎、白芍、熟地、延胡索、苦楝（碎，炒）各一钱，木香、槟榔各五分。

等方见“治月经病方”，方子过多，暂不收录，可直接查阅。

卷六・妇女杂病

三、燥瘕。由月水未尽，或以夏暑，或以举重汗出，卒以恚怒。致月水与气相搏，反快凉饮。月水横流，溢入他脏，有热，则成燥瘕。大如半杯，上下腹中痛，连两胁下，上引心而烦，喜呕吐，腰背重，足酸削，忽遗溺，月闭。宜疗燥瘕方。

四、血瘕。由月事中止，饮食过度，五谷气盛，溢入他脏。或大饥寒，呼吸未调，而自劳动，血下未定，左右走肠胃间，留络不去，内有寒热，与月水合会而成。其症不可俯仰，横骨下有积气，坚如石。少腹急痛，背疼，腰腹挛，阴中若生风冷，月水来止不常。宜疗血瘕方、桃仁煎。

五、脂瘕。由月信初来，或生未盈月而交，胞门伤，子户失禁，关节散。脏腑津流，阴道瞤动，百脉四解。子精与血气相遇，不能成子而成脂瘕。其症少腹重，腰背如刺，四肢不举，卧不安，左右走腹中痛，时少气，头眩，身体解㑊，苦寒恶风，二便血，月事来止不常。宜疗脂瘕方、导散方。

……

八、鳖瘕。由月水新至，其人作劳，适受风湿，恍惚觉悟，心尚未平，复见所好，心为之开，魂魄感动，五内消脱，或沐浴不以时出，而神不守，水气与邪气俱入至三焦中幕。玉门先闭，津液妄行，留络不去而成。其症形如小杯，小腹切痛，左右走，上下腹中痛，持之跃手，下引阴里痛，腰背亦痛，不可以息，月事不通。宜疗鳖瘕方。

此外若妇女气盛于血，往往无子，且变生诸症。头晕膈满，有所必至，抑气散、异香四神丸。若血风体痛，寒热盗汗，颊赤口干，胸满痰嗽，月水不调，脐腹疠痛，瘕癖成块，宜人参荆芥散。若风虚梦与鬼交，妄有所见，言语错乱，宜茯神汤。若经水不调，血气攻注，遂至腹胁疼痛，积聚成块，宜神仙聚宝丹。若怒气伤肝，不能藏血，血失常经，以致肌肤手足间，俱有血线络隐然可见，宜橘归丸。则皆妇女之病所不可忽者。至于寻常杂病，与男子略同者，已详《杂病源流》中，故可无赘。惟此种种，乃妇女所独，因不惮条载而缕述之焉。

（九）《女科要旨》[28]

卷一·调经

门人问曰：妇人以血为主，医者辄云血海，可以实指其所在乎？

陈修园曰：人身之血海，胞也。居膀胱之外，而为膀胱之室。《经》云：冲脉任脉皆起于胞中，是男女皆有此血海。但男则运而行之，女则停而止之。运行者无积而不满，故阳气应日而一举；停止者有积而始满，故阴血应月而一下。此男女天癸之总根也。而妇人一科，专以月事为主。《经》云："任脉通，太冲脉盛，月事以时下，故能有子。"盖时者，满三旬之期而一下，以象月盈则亏，下之不失其期，故名月信。

门人高子问曰：女科中好手甚少，不可不大为之振作。因执女科书数十种，属余择而授之。余遍阅大有悟曰：古人以月经名为月信，不止命名确切，而月事之有无、多少、迟速，及一切治疗之原委，无不包括于"信"字之中。夫五行之土，犹五常之信也。脾为阴土，胃为阳土，而皆属信；信则以时而下，不愆其期。虽曰心生血，肝藏血，冲任督三脉俱为血海，为月信之原，而其统主则惟脾胃，脾胃和则血自生，谓血生于水谷之精气也。若精血之来，前后、多少、有无不一，谓之不调，不调则为失信矣。《经》云：土太过则敦阜。阜者，高也；敦者，厚也；既高而又厚，则令除去，宜用平胃散加大黄、白芍药、枳实、桃仁之类。《经》又云：土不及则卑监。卑者，下也；监者，陷也，坑也。既下而又陷坑，则令培补，宜六君子汤加芎、归、柴、芍及归脾汤之类，此言经水不调，以虚实分之也。

又有以阴阳偏胜分之者。许叔微云：妇人病多是月经乍多、乍少，或前、或后，时发疼痛，医者一例呼为经病，不辨阴胜阳，阳胜阴，所以服药少效。盖阴气胜阳气，则胞寒气冷，血不运行，《经》所谓天寒地冻，水凝成冰，故令乍少，而在月后（或断绝不行）；若阳气胜阴，则血气散溢，《经》所谓夏暑地热，经水沸腾，故令乍多，而在月前（或一月数下，或崩漏不止）。当"别其阴阳，调其气血，使不相乖，以平为期"。此叔微统论阴阳之道也。而余则以"阴阳"二字，专指脾胃而言。盖脾者，太阴之湿土也，不得阳明燥气以调之，则寒湿盛；而阴独胜，阴道常虚，即《内经》"卑监"之旨也。胃者，阳明之燥土也，不得太阴之湿气以调之，则燥热盛；而阳独胜，阳道常实，即《内经》"敦阜"之旨也。至于用方，以四物汤加香附、茯神、炙草为主，阴胜加干姜、桂、附、吴萸及桃仁、红花之类，阳胜加知、柏、芩、连、门冬之类，平平浅浅中，亦不可废。若求其所以然之妙，《金匮》温经汤一方，无论阴阳、虚实、闭塞、崩漏、老少，善用之无不应手取效。此不特今之习女科者闻之吐舌，即数百年来注《金匮》之家，或识见不到而不能言，或珍为枕秘而不肯言。今修园老矣！不得不择人而传之，但既传之而又嘱之曰：《灵枢经》载黄帝谓雷公曰，此先师之所禁，割臂歃血之盟也。凡思议不可及之方，若轻以示人，则气泄而不神，必择大学问之人，知其居心长厚者，而后授之。

李氏云：妇人月水循环，纤疴不作而有子。若兼潮热、腹痛，重则咳嗽、汗、呕，或泻，有潮热则血愈消耗，有汗、咳、呕则气往上行，泻则津偏于后，痛则积结于中，是以必先去病，而后可以滋血调经。就中潮热疼痛，尤为妇人常病。盖血滞积入骨髓，便为骨蒸；血滞积瘀，与日生新血相搏，则为疼痛；血枯不能滋养百骸，则蒸热于内；血枯胞络火盛，或挟痰气、食积、寒冷，则为疼痛。凡此诸病，皆阻经候不调，必先去其病，而后可以调经也。

方氏曰：妇人经病，有月候不调者，有月候不通者；然不调不通中，有兼疼痛者，有兼发热者，此分而为四也。细详之，不调中，有趋前者，有退后者，趋前为热，退后为虚。不通中，有血枯者，有血滞者；血滞宜破血，血枯宜补也。疼痛中，有常时作痛者，有经前经后作痛者；常时与经前为血积，经后为血虚也。发热中，有常时发热者，有经行发热者；常时为血虚有积，经行为血虚而有热也。是四者之中，又分为八矣。人之气血周流，忽有忧思忿怒，则郁结不行；经前产后，忽遇饮冷形寒，则恶露不尽。此经候不调，不通作痛，发热所由作也。大抵气行血行，气止血止，故治血病以行气为先，香附之类是也。热则流通，寒则凝塞，故治血病以热药为佐，肉桂之类是也。

今取习用之方而精选之，即如四物汤，本浅近而无深义也，余则加入香附、茯神各二钱为佐，是取铁翁道人之交感丸，参赞其内（交感者，以气之化于无形也）；又加炙甘草四钱为君，是取仲景先生之复脉汤，主持其际（复脉者，以血之运而不息也）；变浅近为神奇。惟熟读《内经》《本经》、仲景书者，方信余言之不谬。又有加减套法：经血先期而至，加芩、连、知、柏；后期而至，加姜、桂、艾叶。实者，加陈皮、枳实；虚者，加人参、白术；大实而闭者，加大黄、枳实、桃仁、牛膝，更佐以抵当汤、桃仁承气汤；大虚而枯者，加参、术、鹿茸、牛膝外，更加以人参养荣汤。经行而腹痛拒按者，加延胡索、木香；经已行而腹痛者，加人参、白术、干姜。

卷四・杂病

（妇人因经致病，凡三十六种，皆谓之）带下，经水（因寒而瘀）不（能如期而）利，（以致）小腹满痛，（然既瘀而不行，则前经未畅，所行不及，待后月之正期而先至，故其）经一月再见者，以土瓜根散主之。此为带下而经候不匀、一月再见者，出其方治也。按：土瓜即王瓜也，主驱热行瘀，佐以䗪虫蠕动逐血，桂、芍之调和阴阳，为有制之节。

土瓜根散

土瓜根、芍药、桂枝、䗪虫各三分。

上四味，杵为散，酒服方寸匕，日三服。

歌曰：带下端由瘀血停（不能如期而至，以致少腹满痛），月间再见（既瘀而不行，则前经未畅所行，不及待后月正期而至，故一月再见）不循经（经，常也，言不循常期也），䗪瓜桂芍均相等，调协阴阳守典型。

（十）《医林改错》[29]

下卷・少腹逐瘀汤说

此方治少腹积块疼痛，或有积块不疼痛，或疼痛而无积块，或少腹胀满，或经血见时，先腰酸少腹胀，或经血一月见三五次，接连不断，断而又来，其色或黯，或黑，或块，或崩漏，兼少腹疼痛，或粉红兼白带，皆能治之，效不可尽述。

少腹逐瘀汤

小茴香（炒）七粒，干姜（炒）二分，元胡一钱，没药（研）二钱，当归三钱，川芎一钱，官桂一钱，赤芍二钱，蒲黄（生）三钱，灵脂（炒）二钱。

水煎服。

方歌：少腹茴香与炒姜，元胡灵脂没芎当，蒲黄官桂赤芍药，种子安胎第一方。

（十一）《沈氏女科辑要》[30]

第三节・辨色及病

赵养葵曰：冲任藏精系胞，又恃一点命门之火，为之主宰。火旺则红，火衰则淡，火太旺则紫，火太衰则白，所以滋水更当养火。甚有干枯不通者，虽曰火盛之极，亦不宜以苦寒药降火，只宜大补其水，从天一之源，以养之使满。又曰：紫与黑者，多属火旺，亦有虚寒而黑色者，不可不察。若淡白，则无火明矣。

……

滑伯仁曰：经前脐腹绞痛，寒热交作，下如黑豆汁，两尺脉涩，余皆弦急。此寒湿搏于冲任，寒湿生浊，下如豆汁，与血交争故痛，宜辛散苦温血药。徐蔼辉曰：辛散血药，是川芎之类；苦温血药，是艾叶之类。李氏曰：经水带黄混浊者，湿痰也。丹溪曰：经将行而痛者，气之滞也。用香附、青皮、桃仁、黄连；或用抑气散，四物加玄胡、丹皮、条芩。又曰：经将来，腹中阵痛，乍作乍止者，血热气实也。四物加川连、丹皮。

……

丹溪又曰：经后作痛者，气血俱虚也，宜八珍汤。

丹溪又曰：成块者，气之凝也。

沈尧封曰：经前腹痛，必有所滞。气滞脉必沉，寒滞脉必紧，湿滞脉必濡，兼寒兼热，当参旁证。至若风邪由下部而入于脉中，亦能作痛，其脉乍大乍小，有时陇起。叶氏用防风、荆芥、桔梗、甘草，虚者加人参，各一钱焙黑，取其入血分，研末酒送，神效。

尧封又曰：经前后俱痛，病多由肝经，而其中更有不同。脉弦细者，是木气之郁，宜逍遥散及川楝、小茴香、橘核之类；脉大者，是肝风内动；体发红块者，是肝阳外越，俱宜温润。戴礼亭室人，向患经前后腹痛，连及右足，体发红块，脉大，右关尺尤甚。己卯秋，予作肝风内动治。用生地四钱，炒枸杞一钱，细石斛二钱，杜仲二钱，干淡苁蓉一钱，麦冬一钱，牛膝一钱，归身一钱五分，炒白芍一钱，服之痛止。后于经前后服数剂，经来甚适，不服即痛，因作丸服。此方屡用有验。

（十二）《血证论》[31]

经血

妇科已有专书，然男女血本同原，故并论之。《经》云：女子二七而天癸至，任脉通，太冲脉盛，月事以时下，故能有子。天癸者，谓先天肾中之动气化生癸水。至者，谓至于胞中也。水为阳气所化，阳倡而阴必随之。血者阴也，冲任主之，故应癸水，而即输血于胞中。血之应水而下，是谓以阴从阳，有如妻之从夫。冲任两脉，皆起胞中，上属阳明，阳明乃后天水谷之海，居中宫，称戊土。

化气取汁，变赤为血，随冲任两脉以下合癸水，是谓戊与癸合，男女皆然。男子主气，故血从水化而为精；女子主血，故血从水化而为经。血是男子之精，水中有血，女子之经，血中有水，故行经前后，俱有水浆可验。夫此水乃肾中冲阳之气所生，气亢则水竭，而血不濡，热证于是乎生矣。气寒则水冷，而血不运，寒证于是乎生矣。故凡调血，先须调水，调水即是调气。气生于肾，而主于肺。血生于胃，而藏于肝。以血海为肝之部分。肺金司气之制节，又为水之上源，调血调水，人当知所从事矣。故或调气中之水以滋血，或调血中之气而利水，是女子调经之法，即凡为血证之治法，学者宜鉴观之。

血热者，水之不足也。因见行经趱前，发热口渴诸证。四物汤加天冬、麦冬、黄芩、花粉、柴胡、阿胶、牛膝等药，以滋水者濡血。或用六味地黄汤以滋肺肾，亦能启水之源，此以滋水为养血之法也。血寒者，水不温也。因见经水后期，黯淡清冷之状，以及凝滞疼痛兼作。四物汤加茯苓、甘草、桂枝、黑姜、附子等药，以温水者行气，气行则血行也。

血虚者，行经太少，以及干枯淡薄。诸虚证犹杂出难言。审系肾中天癸之水不足者，必骨热气逆，足痿脉数，子宫干涩，经血前后均无浆水，宜左归饮加菟丝、龟板、阿胶、麦冬、五味、苁蓉，以滋天癸之水。审系胃虚，阳明冲任之血不足者，经水必淡，只有水浆，而少鲜血，宜炙甘草汤、养荣汤酌而用之，以补生血之源，而血虚可治矣。

血滞者，瘀血阻滞，因见身痛腹胀，寒热带漏，散经闭经诸证，总是瘀血阻滞其气。若无瘀血，则经自流通，安行无恙，何缘而错杂变乱哉？凡此之类，故总以去瘀为要，四物汤加元胡、桃仁、香附、乳香、没药主之。有热，加黄芩、黄连，有寒，加干姜、附片。王清任血府逐瘀汤、膈下逐瘀汤皆宜。瘀血之甚者，非仲景土瓜根、下瘀血等汤不治，另详瘀血门。

总而论之，血气二者，原不相离，血中有气，气即是水，吾于本条及水火气血论已详言之。知此，则如瘀血阻滞者，乃血阻其气，是血之咎，故破散其血而气自流通，桃仁、丹皮、五灵脂等，在所必用。血分有热者，乃气分之水不足以濡血，故令血热，用栀芩等以泻火，泻火即是滋水也。血分有寒者，乃气分之水，水凝湿滞而不化，故濡滞不流通也，吴茱萸、细辛、桂枝、艾叶，以温水者温血，水温则气和，气和则血和。观此，可知男子瘀血，热结寒凝，治法与此皆无异矣。观于生天癸以生血之法，则知男子滋肾养血之法，观于补阳明以补血之原，则知男子补血之原矣。观于滋肺以养血之法，则知男子生津以养血之法。以至血热而水凝为痰，血虚而水溢为汗，同类异情，无不毕见。

四、 近现代痛经相关资料择选

（一）《医学衷中参西录》[32]

答某女士问疼经治法

详观病案，知系血海虚寒，其中气化不宣通也。夫血海者，冲脉也，居脐之两旁，微向下，男女皆有。在女子则上承诸经之血，下应一月之信，有任脉以为之担任，带脉以为之约束。阳维、阴维、阳跷、阴跷，为之拥护，督脉为之督摄，《内经》所谓女子二七，太冲脉盛，月事以时下者此也。有时其中气化虚损或兼寒凉，其宣通之力微，遂至凝滞而作疼也。而诸脉之担任拥护、督摄者，亦遂连带而作疼也。斯当温补其气化而宣通之，其疼自止。爰拟方于下：

全当归一两，生乳香一两，生没药一两，小茴香（炒熟）一两，鱼鳔胶（猪脂炸脆）一两，川芎五钱，甘松（此药原香郁，若陈腐者不用亦可）五钱。

共为细末。每服二钱五分，用真鹿角胶钱半，煎汤送下，日服两次。

（二）《沈绍九医话》[33]

妇科

妇女之病不同男者，唯经、带、胎、产等疾而已。只要月经通调，则可少生他病。故治疗妇科之病，以调经为首要。引起月经失调的原因很多，治疗应以调畅气血为主，所以调经之药不宜呆滞。月事不调，由气滞而血凝者，当先调气为主，活血为佐；由伤生冷者，当温通。凡经水不通，少腹痛者，病在血海，当治血分。但血随气行，应少佐调气之品。又有妇人少腹作痛，内有硬块，溺时阴道痛如刀刺，经期错乱，得之经水未净入房，治当通化下焦之瘀滞。用檀香、琥珀、牛膝、当归须、桃仁、茜草、乌贼骨等以治之。

痛经

经期小腹胀痛，腰腿酸疼，脉沉弦。由于气血失调，不通则痛，证属痛经，应予调理肝脾。

薄荷一钱，柴胡二钱，白术三钱，云茯苓三钱，当归三钱，川芎一钱，炒白芍三钱，制香附二钱，陈皮一钱五分，炒续断四钱，补骨脂四钱，炒杜仲四钱，煨生姜三片。

按：痛经多由于气血郁滞，肝脾失调。逍遥散具有调理肝脾、气血同治的作用，为治疗本病常用之方。血热者可加丹皮、栀子；寒凝者可加肉桂、炮干姜、陈艾；血瘀者可加挑仁、红花，甚则加三棱、莪术等。应根据病情予以化裁。

血虚挟瘀，气机阻滞，导致经行不畅，小腹胀痛拒按，腰疼，宜予和血理气，佐以行瘀温肾。

当归三钱，炒白芍三钱，川芎一钱，木香一钱五分，制香附三钱，三棱一钱，莪术一钱，茜草二钱，炮干姜二钱，补骨脂四钱，杜仲四钱。

按：痛经有胀、有痛，痛而拒按者为瘀，胀甚痛轻者在气，血随气行，故和血必须理气。本例用四物汤加调气行瘀之品，恐攻伐有伤下元，而佐以温肾。

（三）《王渭川妇科治疗经验》[34]

王渭川先生（1898—1988）是江苏丹徒人，抗日战争时期避祸入川，在四川万县行医，后调入成都中医学院，为一代妇科大家。他对痛经病因病机的认识、治疗切入点的选择等方面有独到之处，尤其体现在对病机的细微差异分辨及用药上。同时，他对文献的作用非常重视，讨论一病的病因病机之时，会有重点、有脉络地引用，从中可以一窥其思想的形成过程。而且他谈痛经是从妇科整体的角度来谈，先谈女性感受外邪和气血、情志的特点等，再来谈痛经，在前人辨证分型用药的基础上又加入自己的认识与看法。故读王老的书需有一定的文献基础，对他引用的文献要熟悉，同时要通读他的整本书，再来看单个疾病，方能有较深的体会。

以痛经为例，他在其他章节中提到了《济生方》的“妇人血气论。”这是宋元时期流行的观点，很多医书中都有看到，也是前代“气滞”这一病机的发挥。王老从这里引出“抑气”，在痛经的治疗中有应用。再如，《丹溪心法附余》的血滞血枯论、血虚及血积等，皆是痛经的基础病机。在痛经一章中，王老先引巢元方之《诸病源候论》，再引《经效产宝》《沈氏女科辑要笺正》等书。《诸病源候论》是对痛经的最早系统论述，指明了病因及病位等，后来引用的诸书又大体概括了寒湿、气滞、血瘀、气血不调、阴阳不合等病机的各个方面。需要注意的是，他在引用诸书后抒发个人观点，如《丹溪心法》用抑气散治痛经，王老指出：“抑气散据《济阴纲目》系出严氏方，方为香附 120 克，陈皮 30 克，茯神、炙甘草各 45 克，共为末。每次服量 6 克。治妇人气盛于血，变生诸病，头晕膈满，取《内经》‘高者抑之’之意。但痛在经前诚是气滞，因为气滞而血亦滞，故以香附、青皮、桃仁并用。”这是在女性“气盛于血”的情况下，治之取《内经》之法“高者抑之”在痛经一病上的应用。

更为精彩的是他对经后腹痛的论述：“经后腹痛，固然是气血俱虚，但血虚正由于肝肾阴液不足，岂四物一方能治。且阴虚于下，不宜升提，川芎必须慎用。若谓腹痛，即是气虚，何轻率辨证如此。曾见投补中益气汤而使堕胎者，正以辨证不明，有毫厘千里之失。”女性血虚是由肝肾阴液不足之论，为他书所未见，值得重视。同时，王老又进一步指出，阴虚于下，不宜升提，慎用川芎。刘敏如老师用川芎亦慎，用量很少超过 6 克。

王老总结的痛经辨证要点：“首要在辨别虚实，次分经前经后。痛时，喜按者为虚，拒按者为实。虚痛者，多痛于既行之后，血出而痛未止；实痛者，多痛于行之前，经通而痛自减，尚有气滞、血滞、寒滞、热滞的不同。经前腹痛者，多属气滞血涩，经后腹痛者，多属血寒血虚。”

辨证分型虽不能概括王老对痛经的独特认识，但易学易用。《王渭川妇科治疗经验》一书中对痛经的辨证分型主要有：①气滞血瘀型，用八物汤（《汤液大法》）。②气血不调型，用桂枝桃仁汤（《脉谈》）。③血虚型，用归脾汤（《济生方》）。④血寒型，用小温经汤（《简易方论》）。⑤血虚郁火型，用逍遥散（《太平惠民和剂局方》）。

同时在该书中的其他章节中，涉及痛经的有：月经先期之“气郁型”用越鞠丸（《丹溪心法》），月经后期之“血虚气滞型”用过期饮（《证治准绳》）。

另外需要指出的是，在这些辨证分型中所选的常用方，王老在具体医案中往往只取其中几味药，或同类药换用，以更切合患者的病情，如在“过期饮”的方义中，王老说道：“我用此方时，常以槟榔易香附，生地易熟地，并加鸡血藤、益母草等养血活血之品。”这便是他个人独到的用药经验。

书中所引病案的用药亦体现了此特点，如治疗痛经之气滞血瘀证，书中是以八物汤为底方。在王老的病案中，如果遇到肝郁兼有气滞血瘀的情况，以生地易熟地，加用刺蒺藜、钩藤、女贞子、旱莲草、覆盆子以平肝、养肝肾之阴，水蛭、地鳖虫以活血通络。王老有“化瘀重在通络”的学术观点，善用虫类药是其特点之一。刺蒺藜、钩藤是他平肝的习惯用药，女贞子、旱莲草、覆盆子则为其补肾阴的常用之品。另外，王老喜用桑寄生、菟丝子、补骨脂补肾阳。读他的书时需要注意。

痛经一病，虽气滞血瘀是一大证型，但王老认为“在气滞血瘀中，更要联系情志抑郁、肝气郁结等多方面的情况来决定，更须结合寒热虚实及虚中挟实、实中挟虚而细审”。在治疗上，又指出“经行之前腹痛、血有紫块者，病因冲任瘀阻，治宜宣郁通经。经行之后腹痛，证属肾水虚、肝气郁，治宜补肾疏肝。尚有经行三五日，脐下剧痛，甚至寒热交作，病因寒湿互滞，治宜利湿温中”。宣郁通经、补肾以疏肝之法皆是在辨证分型中难以体现的，这往往体现在他的病案中，笔者此处不再详述。

第三章

各历史时期的痛经治疗方药数据分析

一、各历史时期用于痛经治疗的中药数量及药物频次

1. 汉唐时期治疗痛经的主要中药

汉唐时期用于痛经治疗的中药主要有 66 种，其中前 15 位的依次是：肉桂、大黄、当归、桃仁、川芎、干姜、人参、芍药、䗪虫、川椒、牛膝、茯苓、甘草、虻虫、牡丹皮。

2. 宋金元时期治疗痛经的主要中药

宋金元时期用于痛经治疗的中药主要有 172 种，其中前 15 位的依次是：当归、肉桂、川芎、赤芍、桃仁、牡丹皮、大黄、牛膝、人参、熟地黄、芍药、延胡索、干姜、炙甘草、莪术。

3. 明清时期治疗痛经的主要中药

明清时期用于痛经治疗的中药主要有 132 种，其中前 15 位的依次是：当归、川芎、香附、熟地黄、白芍、延胡索、木香、肉桂、牡丹皮、白术、乌药、茯苓、炙甘草、人参、红花。

4. 各历史时期总体治疗痛经的主要中药

各个历史时期用于痛经治疗的中药共有 215 种，其中前 15 位的依次是：当归、肉桂、川芎、熟地黄、牡丹皮、延胡索、桃仁、白芍、香附、牛膝、人参、木香、赤芍、芍药、茯苓。见表 3。

表 3　各个历史时期用于痛经治疗的中药前 15 位

总体	汉唐	宋金元	明清
当归	肉桂	当归	当归
肉桂	大黄	肉桂	川芎
川芎	当归	川芎	香附

续表

总体	汉唐	宋金元	明清
熟地黄	桃仁	赤芍	熟地黄
牡丹皮	䗪虫	桃仁	白芍
延胡索	人参	牡丹皮	延胡索
桃仁	川芎	大黄	木香
白芍	干姜	牛膝	肉桂
香附	芍药	人参	牡丹皮
牛膝	牛膝	熟地黄	白术
人参	花椒	芍药	乌药
木香	水蛭	延胡索	茯苓
赤芍	牡丹皮	干姜	炙甘草
芍药	甘草	炙甘草	人参
茯苓	茯苓	莪术	红花

二、各历史时期治疗痛经方剂的整体功效趋势

1. 汉唐时期治疗痛经方剂的整体功效分析

汉唐时期用于痛经治疗的方剂共 14 个，其整体功效趋势中，前 15 位的依次是：破血消癥、活血化瘀、除痹、温里散寒、消积荡滞、通经通顺血脉、利水、消痈散结、补脾、补血、补气、养而安神魂、散寒解表、泻下、温经。

2. 宋金元时期治疗痛经方剂的整体功效分析

宋金元时期用于痛经治疗的方剂共118个，其整体功效趋势中，前15位的依次是：活血化瘀、破血消癥、除痹、温里散寒、消积荡滞、补血、止痛、消痈散结、通经通顺血脉、补脾、利水、理气除滞气、散寒解表、温经、凉血退虚热。

3. 明清时期治疗痛经方剂的整体功效分析

明清时期用于痛经治疗的方剂共177个，其整体功效趋势中，前15位的依次是：活血化瘀、理气除滞气、补血、止痛、解郁开郁结、补脾、补肾、温里散寒、化湿利湿、凉血退虚热、填精益精、燥湿化痰、利水、破血消癥、益肝。见表4。

表4 各个历史时期用于痛经治疗方剂的整体功效趋势

汉唐	宋金元	明清
破血消癥	活血化瘀	活血化瘀
活血化瘀	破血消癥	理气、除滞气
除痹	除痹	补血
温里散寒	温里散寒	止痛
消积、荡滞	消积、荡滞	解郁、开郁结
通经、通顺血脉	补血	补脾
利水	止痛	补肾
消痈散结	消痈散结	温里散寒
补脾	通经、通顺血脉	化湿利湿
补血	补脾	凉血、退虚热
补气	利水	填精、益精
养血安神魂	理气、除滞气	燥湿化痰
散寒解表	散寒解表	利水
泻下	温经	破血消癥
温经	凉血、退虚热	益肝

三、各历史时期用于痛经治疗方剂的整体寒热趋势

1. 汉唐时期治疗痛经方剂的寒热趋势分析

汉唐时期用于痛经治疗的方剂共 14 个，其整体寒热趋势分析结果如下：中位数为 –2.5，整体平均值为 0.43；热性方剂共 5 个，平均值为 8；寒性方剂共 8 个，平均值为 –4.25；平性方剂共 1 个。

2. 宋金元时期治疗痛经方剂的寒热趋势分析

宋金元时期用于痛经治疗的方剂共 118 个，其整体寒热趋势如下：中位数为 3，整体平均值为 3.23；热性方剂共 85 个，平均值为 5.51；寒性方剂共 27 个，平均值为 –3.22；平性方剂共 6 个。

3. 明清时期治疗痛经方剂的寒热趋势分析

明清时期用于痛经治疗的方剂共 177 个，其整体寒热趋势如下：中位数为 3，整体平均值为 2.77；热性方剂共 132 个，平均值为 4.21；寒性方剂共 30 个，平均值为 –2.17；平性方剂共 15 个。见表 5。

表 5 各个历史时期用于痛经治疗的方剂整体寒热分值

	方剂数	中位数	均值	热性方剂数（百分数）	热性方剂平均值	寒性方剂数（百分数）	寒性方剂平均值	平性方剂数（百分数）
汉唐	14	–2.5	43	5（35.7%）	8	8（57.2%）	–4.25	1（7.1%）
宋金元	118	3	23	85（72.0%）	51	27（22.9%）	–3.22	6（5.1%）
明清	177	3	77	132（74.58%）	21	30（16.95%）	–2.17	15（8.47%）

四、 各历史时期用于痛经治疗方剂的整体升降趋势

1. 汉唐时期治疗痛经方剂的升降趋势分析

汉唐时期用于痛经治疗的方剂共 14 个，其整体升降趋势分析结果如下：中位数为 –3，整体平均值为 –3.71；偏于升的方剂共 1 个，平均值为 3；偏于降的方剂共 12 个，平均值为 –4.58；无升降偏向的方剂共 1 个。

2. 宋金元时期治疗痛经方剂的升降趋势分析

宋金元时期用于痛经治疗的方剂共 118 个，其整体升降趋势如下：中位数为 –2.5，整体平均值为 –2.64；偏于升的方剂共 12 个，平均值为 2.42；偏于降的方剂共 89 个，平均值为 –3.83；无升降偏向的方剂共 17 个。

3. 明清时期治疗痛经方剂的升降趋势分析

明清时期用于痛经治疗的方剂共 177 个，其整体升降趋势如下：中位数为 –1，整体平均值为 –0.97；偏于升的方剂共 45 个，平均值为 1.64；偏于降的方剂共 93 个，平均值为 –2.65；无升降偏向的方剂共 39 个。见表 6。

表 6　各个历史时期用于痛经治疗的方剂整体升降分值

	方剂数	中位数	均值	偏于升的方剂数（百分数）	偏于升的方剂平均值	偏于降的方剂数（百分数）	偏于降的方剂平均值	无明显偏向的方剂数（百分数）
汉唐	14	–3	–3.71	1（7.14%）	3	12（85.72%）	–4.58	1（7.14%）
宋金元	118	–2.5	–2.64	12（10.17%）	42	89（75.42%）	–3.83	17（14.41%）
明清	177	–1	–0.97	45（25.42%）	64	93（52.55%）	–2.65	39（22.03%）

五、各历史时期用于痛经治疗方剂的药物关联规律

（一）各历史时期治疗痛经药物的两两关联规律

（1）汉唐时期用于痛经治疗的方剂中，两两药物关联规律中前15位的关联药对为：大黄－肉桂、当归－肉桂、大黄－桃仁、干姜－肉桂、肉桂－川芎、肉桂－桃仁、干姜－花椒、当归－人参、当归－芍药、牛膝－肉桂、肉桂－䗪虫、肉桂－人参、肉桂－花椒、芍药－肉桂、人参－甘草。

（2）宋金元时期用于痛经治疗的方剂中，两两药物关联规律中前15位的关联药对为：当归－肉桂、川芎－当归、川芎－肉桂、牡丹皮－肉桂、赤芍－当归、桃仁－当归、牡丹皮－当归、赤芍－肉桂、大黄－肉桂、肉桂－桃仁、大黄－当归、肉桂－牛膝、当归－牛膝、川芎－牡丹皮、当归－人参。

（3）明清时期用于痛经治疗的方剂中，两两药物关联规律中前15位的关联药对为：川芎－当归、当归－熟地黄、当归－白芍、川芎－白芍、川芎－熟地黄、当归－香附、延胡索－当归、熟地黄－白芍、当归－肉桂、当归－牡丹皮、当归－木香、川芎－延胡索、川芎－香附、当归－茯苓、当归－白术。见表7。

表7 各个历史时期用于痛经治疗的药物的两两关联规律

汉唐	宋金元	明清
大黄－肉桂	当归－肉桂	川芎－当归
当归－肉桂	川芎－当归	当归－熟地黄
大黄－桃仁	川芎－肉桂	当归－白芍
干姜－肉桂	牡丹皮－肉桂	川芎－白芍
肉桂－川芎	赤芍－当归	川芎－熟地黄

续表

汉唐	宋金元	明清
肉桂 – 桃仁	桃仁 – 当归	当归 – 香附
干姜 – 花椒	牡丹皮 – 当归	延胡索 – 当归
当归 – 人参	赤芍 – 肉桂	熟地黄 – 白芍
当归 – 芍药	大黄 – 肉桂	当归 – 肉桂
牛膝 – 肉桂	肉桂 – 桃仁	当归 – 牡丹皮
肉桂 – 䗪虫	大黄 – 当归	当归 – 木香
肉桂 – 人参	肉桂 – 牛膝	川芎 – 延胡索
肉桂 – 花椒	当归 – 牛膝	川芎 – 香附
芍药 – 肉桂	川芎 – 牡丹皮	当归 – 茯苓
人参 – 甘草	当归 – 人参	当归 – 白术

（二）各历史时期治疗痛经药物的三三关联规律

各个历史时期用于痛经治疗药物的三三关联规律如表 8。

表 8　各个历史时期用于痛经治疗药物的三三关联规律

汉唐	宋金元	明清
干姜 – 肉桂 – 花椒	川芎 – 当归 – 肉桂	川芎 – 当归 – 白芍
当归 – 肉桂 – 人参	当归 – 牡丹皮 – 肉桂	川芎 – 当归 – 熟地黄
当归 – 芍药 – 肉桂	当归 – 赤芍 – 肉桂	当归 – 熟地黄 – 白芍
桃仁 – 肉桂 – 大黄	当归 – 肉桂 – 桃仁	川芎 – 熟地黄 – 白芍
大黄 – 川芎 – 肉桂	大黄 – 当归 – 肉桂	川芎 – 延胡索 – 当归
大黄 – 当归 – 肉桂	牡丹皮 – 川芎 – 当归	川芎 – 当归 – 香附
大黄 – 肉桂 – 䗪虫	牡丹皮 – 川芎 – 肉桂	延胡索 – 当归 – 白芍
干姜 – 肉桂 – 人参	肉桂 – 当归 – 人参	当归 – 白芍 – 香附
干姜 – 肉桂 – 川芎	肉桂 – 当归 – 牛膝	人参 – 川芎 – 当归

续表

汉唐	宋金元	明清
当归－干姜－人参	川芎－当归－桃仁	川芎－当归－牡丹皮
当归－干姜－肉桂	肉桂－川芎－牛膝	川芎－白芍－香附
当归－肉桂－川芎	当归－川芎－牛膝	当归－熟地黄－香附
当归－肉桂－桃仁	肉桂－当归－芍药	川芎－延胡索－白芍
当归－芍药－人参	人参－肉桂－川芎	川芎－熟地黄－香附
牛膝－大黄－肉桂	大黄－川芎－肉桂	延胡索－当归－熟地黄

（三）各历史时期治疗痛经药物的四四关联规律

各个历史时期用于痛经治疗药物的四四关联规律如表 9。

表 9　各个历史时期用于痛经治疗的药物的四四关联规律

汉唐	宋金元	明清
当归－干姜－肉桂－人参	泽兰－川芎－白芷－肉桂	川芎－当归－熟地黄－白芍
当归－芍药－肉桂－人参	当归－牡丹皮－川芎－肉桂	川芎－延胡索－当归－白芍
人参－牡丹皮－水蛭－虻虫	人参－肉桂－当归－川芎	川芎－当归－熟地黄－香附
大黄－当归－肉桂－桃仁	川芎－当归－肉桂－桃仁	川芎－当归－白芍－香附
大黄－牡丹皮－水蛭－虻虫	肉桂－当归－川芎－牛膝	川芎－延胡索－当归－熟地黄
干姜－当归－生地黄－人参	大黄－当归－肉桂－桃仁	川芎－熟地黄－白芍－香附
干姜－当归－肉桂－生地黄	当归－芍药－川芎－肉桂	当归－熟地黄－白芍－香附
干姜－肉桂－人参－花椒	当归－牡丹皮－赤芍－肉桂	川芎－延胡索－熟地黄－白芍
干姜－肉桂－生地黄－人参	泽兰－炙甘草－川芎－白芷	延胡索－当归－熟地黄－白芍
当归－川芎－水蛭－虻虫	牡丹皮－川芎－当归－桃仁	川芎－当归－牡丹皮－白芍
当归－干姜－人参－花椒	大黄－川芎－当归－肉桂	人参－川芎－当归－白芍
当归－干姜－肉桂－花椒	当归－桃仁－牡丹皮－肉桂	人参－川芎－当归－熟地黄
当归－牡丹皮－川芎－水蛭	牡丹皮－莪术－当归－肉桂	川芎－当归－木香－熟地黄
当归－牡丹皮－川芎－虻虫	人参－干姜－当归－肉桂	川芎－当归－熟地黄－白术
当归－牡丹皮－水蛭－虻虫	川芎－当归－肉桂－吴茱萸	川芎－延胡索－当归－香附

第四章

痛经『经脉辨证』源流考辨

在古代文献中，“痛经”的辨证要么依托经脉展开，要么依托脏腑展开。这其中蕴含着对女性生理、致病因素及病机演变过程的不同认识，分别产生于不同的历史时期。痛经也辨气血，辨气血的寒热虚实，它与脏腑、经脉辨证相互交融。因“经脉辨证”在中医女科诊治过程中的意义与其他辨证方式不同，故我们在此对痛经的“经脉辨证”做一个系统性的梳理。

一、 痛经“经脉辨证”起源于汉唐时期

（一）痛经“经脉辨证”最早的文献记载

痛经的“经脉辨证”，生理上主要涉及“冲、任、督、带、阳明”五脉，皆起源于《黄帝内经》，后世注释也很多，这里不再过多列举原文（详情可参照基础篇中的《唐及唐以前文献中冲、任、督、带四脉走行与功能》一文）。就其“病理”而言，张仲景《伤寒论》《金匮要略》中有涉及“经脉辨证”，但不是用于治疗痛经，这里也不赘述。

真正用“经脉辨证”的思想来分析痛经，且有文献可查的，最早见于隋代巢元方主持编撰的《诸病源侯论》一书中。此书中痛经被作为单独的证候名提出，称作“月水来腹痛候”[2]，并对该病的病因、病机有较为明确的认识。原文如下：

妇人月水来腹痛者，由劳伤血气，以致体虚，受风冷之气，客于胞络，损冲任之脉，手太阳、少阴之经。冲脉、任脉皆起于胞内，为经脉之海也。手太阳小肠之经，手少阴心之经也，此二经共为表里，主下为月水。其经血虚，受风冷，故月水将下之际，血气动于风冷，风冷与血气相击，故令痛也。[2]

病因有内外两个方面，内者“劳伤血气，以致体虚”[2]，外者“受风冷之气”[2]。

病机是“风冷之气，客于胞络，损冲任之脉，手太阳、少阴之经”[2]，“月水将下之际，血气动于风冷，风冷与血气相击，故令痛也”[2]。

病位是经脉，分别是“胞络、冲脉、任脉、手太阳小肠之经、手少阴心之经”[2]。

冲脉、任脉、胞络，冲为十二经脉之海，任主胞胎，胞络更是最为直接的病位所在。但巢氏说“手太阳小肠之经，手少阴心之经也，此二经共为表里，主下为月水”[2]，这与我们今天所熟知的理论有所不同。它在巢氏论述痛经、闭经等疾病时常被引用，与《黄帝内经》中的“胞脉属心”之论或有渊源关系。(《素问·评热病论》：“月事不来者，胞脉闭也，胞脉者属心而络于胞中，今气上迫肺，心气不得下通，故月事不来也。”[3])

之后的数百年中，这一理论被不断提及，直至金元时期，李东垣的书中仍有体现（后会详述）。这说明它不是一家之言，而是很长一段时间内大家比较公认的一项理论，也有相应的治法和方药。

（二）痛经“经脉辨证”的治法方药

《诸病源候论》有论无方，这里可参照唐代孙思邈《千金翼方》中治疗痛经的方剂，因其时间相近，理论相通。此方剂中“温经丸”[15]可作为代表。温经丸三字已点明“温经”之义，且明确是治疗痛经所用。其原文如下：

治妇人胸胁满，月水不利，时绕脐苦痛，手足烦热，两脚酸，温经丸方：

干姜、吴茱萸、附子（炮，去皮）、大黄、芍药各三两，黄芩、干地黄、当归、桂心、白术各二两，人参、石韦（去毛）各一两，蜀椒（去目及闭口，汗）一合，桃仁（去皮尖及双仁，熬）七十枚，薏苡仁一升。

上一十五味，捣筛为末，炼蜜和丸如梧桐子。先食，酒服一丸，日三服，不知稍加之，以知为度[15]。

……

可见，温经丸是祛风散寒、温通经脉、养阴益营、攻逐瘀血并用。

孙思邈用石韦治痛经似乎让人费解，因古人立方之法度未必是今人理解之“法”，其用药也未必是今人理解之“药”。

查唐代《新修本草》载：“石韦：味苦、甘，平，无毒。主劳热邪气，五癃闭不通，利小便水道。止烦，下气，通膀胱满，补五劳，安五脏，去恶风，益精气。”[35]

石韦的作用是通利中有补益，药性是趋下的，正合用于月经不利之腹痛。后世《妇人大全良方》中的“温经汤（当归、川芎、芍药、桂心、牡丹皮、莪术、人参、甘草、牛膝）”[22]用了“牛膝”，同样是通利中兼补益、药性趋下者。

我们再将温经丸[15]与《金匮要略》之温经汤[1]、《伤寒论》之炙甘草汤[36]做比较。

《金匮要略》温经汤的组成是：吴茱萸、麦冬、当归、芍药、川芎、人参、桂枝、阿胶、牡丹皮、生姜、甘草、半夏，与《备急千金要方》温经丸的药相类、名相近，当非偶然。

《伤寒论》炙甘草汤的组成是：炙甘草、生姜、桂枝、人参、干地黄、阿胶、麦冬、麻仁、大枣。

三方同用桂枝、人参、干地黄。温经丸加强了逐邪的一面；炙甘草汤重在温养心脉，主治心动悸、脉结代。三方皆有温养经脉、扶助心经之意。

三方相类比，打开了我们看待和学习汉唐方药的另一个视角。它们是在同一理论体系指导下用于治疗相关疾病的不同方剂，组方与用药上有其内在联系。这种方药组成上的相似性和关联性普遍存在于《备急千金要方》《外台秘要》《伤寒论》《金匮要略》之间，值得注意。宋人整理《金匮要略》之时，便将出自《外台秘要》与《备急千金要方》的方药同附于汉代方剂之后，此便是例证。

二、痛经“经脉辨证”在宋金元时期的发展

宋金元时期辨证理论上有继承“经脉辨证”的一面，但在文献中仅见只言片语的记载。唐末至宋初的百余年间，华夏大地战乱频繁，很多医籍皆因此亡佚，可能是这一现象产生的历史背景。这一时期是以继承创新为主。

（一）李杲提出手厥阴心包经为生化之源

《脾胃论》云：“手厥阴为十二经之领袖，主生化之源。”李杲在《兰室秘藏》中提出了“心不主，令包络代之”的说法，手厥阴正是心包经，这个生化之源当是指“心”，这一理论在明代被薛己曲解为“脾为生化之源”。具体见《痛经病因病机及用药的历史演变过程》一文。

（二）《妇人大全良方》在方药上有所突破

月水行或不行心腹刺痛方论第十二 [22]

论曰：夫妇人月经来腹痛者，由劳伤气血，致令体虚，风冷之气客于胞络，损于冲任之脉，手太阳、少阴之经。冲脉、任脉皆起于胞内，为经脉之海也。手太阳小肠之经，手少阴心之经也，此二经为表里，主下为月水。其经血虚，则受风冷。故月水将行之际，血气动于风冷，风冷与血气相击，故令痛也（亦可就第七卷第十五论寻方）。

若经道不通，绕脐寒疝痛彻，其脉沉紧，此由寒气客于血室，血凝不行，结积血为气所冲，新血与故血相搏，所以发痛。譬如天寒地冻，水凝成冰。宜温经汤及桂枝桃仁汤、万病丸（方见第一卷第七论）。

温经汤方

当归、川芎、芍药、桂心、牡丹皮、莪术各半两，人参、甘草、牛膝各一两。

上㕮咀，每服五钱。水一盏半，煎至八分，去滓温服。

桂枝桃仁汤

桂枝、芍药、生地黄各二两，桃仁（制）五十个，甘草一两。

上为粗末，每服五钱。水二盏，姜三片，枣一个。煎至一盏，去滓温服。

万病丸

干漆（杵碎，炒令大烟出，烟头青白，如此一时久）、牛膝（去苗，酒浸一宿，焙）各一两。

上为末，以生地黄汁一升入二味药末，银石器内慢火熬，俟可丸，即丸如梧桐子大。空心米饮或温酒下二丸，日再。勿妄加，病去止药。[22]

《妇人大全良方》完整引述了《诸病源候论》中的内容，并加以发挥，配以方药。这其中可以看到继承和发展，但也能看到变化。如：原本虚实夹杂，影响诸多经脉的病机被简单地理解为“寒气客于血室，血凝不行”[22]。用药偏重于活血化瘀，尤以万病丸为甚。

（三）《女科百问》试图从脏腑的角度来解经脉

第七问·月水依时来不快利[5]

答曰：妇人月水有四经之所主，一者冲任二脉，二者手太阳少阴二经。然冲为血海，任为主胞胎，二者相资，故令有子。手太阳者，小肠之经，为腑而主表，表属阳。手少阴者，心之经，为脏而主里，里属阴。此二经，在上为乳汁，在下为月水。或劳伤气血，致令体虚而受乎风冷，风冷客于经络，搏于血气，血得冷则壅滞，故令月水不宣利也。

养荣汤

治妇人血海虚弱，心忪恍惚，时多惊悸，或发虚热，经候不调。

白芍、川芎、当归、熟地、青皮、姜黄、川姜、丹皮、海桐皮、五加皮、白芷。

上为㕮咀，每服五钱，水盏半，姜五片，乌梅一个，煎至一盏。去滓温服，不拘时候。将此药送下紫桂丸七十粒（紫桂丸方见四十九问）[5]。

齐仲甫试图从脏腑的角度来解经脉，他指出妇人血海虚弱，不仅会出现痛经，还会伴随心脏不适的症状，如“心忪恍惚、时多惊悸”等。

（四）《圣济总录》中的辨证论治思想

《圣济总录》的辨证从经络定位到心，再谈血气郁结，也是“经脉辨证”的一种延伸，但更像是从经脉辨证到脏腑辨证的过渡。

“论曰：凡月水不利，有因风冷伤于经络，血气得冷则涩而不利者，有因心气抑滞，血气郁结，不能宣流者，二者当审订而疗之。”[4]

它支持“风冷伤于经络”的病机，同时认为这里面不光有血气因冷而涩，也有“心气抑滞”导致的“血气郁结，不能宣流”[4]。与后世言情志所伤首谈“肝郁气滞”有所不同。谈到“心”则与《女科百问》一样，都是受到《病源》手少阴经、手太阳经的影响。

宋金元时期的各位医家是前代医学继承者，更是后世医学创造者。汉唐流传下来的辨证体系在这里转了一个弯，大家各执其一端，于继承中发展创新，实为中华民族之幸。我国由唐末至宋初，历经百余年的战乱。其后又有宋辽之战、宋金之战、宋元之战等，最后由元朝统一了中国。文明得以薪火相传已属不易，医学传承体系被破坏、医籍的散佚亡失也只是其中的连锁事件之一。幸尔，有北宋校正医书局重整医籍，有金元四大家各辟蹊径，我们才能在今天看到这样的中医典籍。

三、痛经“经脉辨证”在明清时期的发展概况

明清医家在痛经的“经脉辨证”方面发展较少，对前代有所继承，主要体现在文献的引述中，整体上是以“脏腑辨证”“八纲辨证”为主。举例如下：

（一）《傅青主女科》[13] 对“经脉辨证”的引述

妇人有少腹疼于行经之后者，人以为气血之虚也，谁知是肾气之涸乎！夫经水者，乃天一之真水也，满则溢而虚则闭，亦其常耳，何以虚能作疼哉？盖肾水一虚则水不能生木，而肝木必克脾土，木土相争，则气必逆，故尔作疼。治法必须以舒肝气为主，而益之以补肾之味，则水足而肝气益安，肝气安而逆气自顺，又何疼痛之有哉！

这已是纯粹的脏腑辨证。

（二）《沈氏女科辑要》[30] 对“经脉辨证”的引述

尧封又曰：经前后俱痛，病多由肝经，而其中更有不同。脉弦细者，是木气之郁，宜逍遥散及川楝、小茴香、橘核之类；脉大者，是肝风内动；体发红块者，是肝阳外越。

这虽名为肝经，但实为脏腑辨证。

明清时期痛经辨证的 33 类证型中跟经脉直接相关的只有 3 种。“血枯胞络火盛”，出自《济阴纲目》[10]，重点在血枯；“寒湿搏于冲任”出现在《沈氏女科辑要》[30]，实出自元代滑仁寿的《十四经发挥》[37]；“气冲经脉”亦见于《济阴纲目》[10]，大体是指因情志、寒热等导致经脉气乱，月事频并，痛经是其伴随症状。33 类证型具体见《痛经病因病机及用药的历史演变过程》一文。

“经脉辨证”根源于《黄帝内经》，产生于先秦，兴盛于汉唐，宋金元尚有余韵，明清渐混同依附于脏腑辨证。痛经的经脉辨证与脏腑辨证，表面上是病位定位不同，其内涵却是对女性月经产生及痛经病理过程的认识不同，是对同一个问题的不同视角和解决方案。它曾经是隋唐至宋时期一种主流的辨证方法。对于中医女科而言，经脉辨证有其优势。虽然因文献的亡佚和残缺不全，我们已经难窥其全貌，但随着近年来对出土文献及回流文献的深入研究，现代医学的不断发展和新的研究成果的不断涌现，未来的某一天，它或许会以一种新的面貌展现在我们的面前。这并不是没有可能。

参考文献

[1] 张仲景 . 金匮要略 [M]. 何任，何若苹整理 . 北京：人民卫生出版社，2004.

[2] 巢元方 . 诸病源候论 [M/CD]// 中华医典编委会 . 中华医典 .5 版 . 长沙：湖南电子音像出版社，2013.

[3] 王冰注 . 黄帝内经素问 [M]. 钱超尘主编 . 翟双庆，张丽萍点校 . 中华经典医书（第一集）[M]. 北京：中国医药科技出版社，2002.

[4] 赵信 . 圣济总录 [M/CD]// 中华医典编委会 . 中华医典 .5 版 . 长沙：湖南电子音像出版社，2013.

[5] 齐仲甫 . 女科百问 [M/CD]// 中华医典编委会 . 中华医典 .5 版 . 长沙：湖南电子音像出版社，2013.

[6] 李杲 . 兰室秘藏 [M/CD]// 中华医典编委会 . 中华医典 .5 版 . 长沙：湖南电子音像出版社，2013.

[7] 严用和 . 严氏济生方 [M/CD]// 中华医典编委会 . 中华医典 .5 版 . 长沙：湖南电子音像出版社，2013.

[8] 朱震亨 . 格致余论 [M/CD]// 中华医典编委会 . 中华医典 .5 版 . 长沙：湖南电子音像出版社，2013.

[9] 朱震亨 . 丹溪心法 [M/CD]// 中华医典编委会 . 中华医典 .5 版 . 长沙：湖南电子音像出版社，2013.

[10] 武之望 .. 济阴纲目 [M/CD]// 中华医典编委会 . 中华医典 .5 版 . 长沙：湖南电子音像出版社，2013.

[11] 薛己 . 校注妇人良方 [M/CD]// 中华医典编委会 . 中华医典 .5 版 . 长沙：湖南电子音像出版社，2013.

[12] 李杲 . 脾胃论 [M/CD]// 中华医典编委会 . 中华医典 .5 版 . 长沙：湖南电

子音像出版社，2013.

[13] 傅山 . 傅青主女科 [M/CD]// 中华医典编委会 . 中华医典 .5 版 . 长沙：湖南电子音像出版社，2013.

[14] 张介宾 . 景岳全书 [M/CD]// 中华医典编委会 . 中华医典 .5 版 . 长沙：湖南电子音像出版社，2013.

[15] 孙思邈 . 千金翼方 [M]. 张印生，韩学杰主编 . 孙思邈医学全书 [M]. 北京：中国中医药出版社，2015.

[16] 王叔和 . 脉经 [M/CD]// 中华医典编委会 . 中华医典 .5 版 . 长沙：湖南电子音像出版社，2013.

[17] 孙思邈 . 备急千金要方 [M]. 张印生，韩学杰主编 . 孙思邈医学全书 [M]. 北京：中国中医药出版社，2015.

[18] 王焘 . 外台秘要 [M/CD]// 中华医典编委会 . 中华医典 .5 版 . 长沙：湖南电子音像出版社，2013.

[19] 王怀隐等编 . 太平圣惠方 [M/CD]// 中华医典编委会 . 中华医典 .5 版 . 长沙：湖南电子音像出版社，2013.

[20] 许叔微 . 普济本事方 [M/CD]// 中华医典编委会 . 中华医典 .5 版 . 长沙：湖南电子音像出版社，2013.

[21] 陈言 . 三因极一病证方论 [M/CD]// 中华医典编委会 . 中华医典 .5 版 . 长沙：湖南电子音像出版社，2013.

[22] 陈自明 . 妇人大全良方 [M/CD]// 中华医典编委会 . 中华医典 .5 版 . 长沙：湖南电子音像出版社，2013.

[23] 薛轩 . 坤元是保 [M]. 北京：中国中医药出版社，2015.

[24] 叶桂 . 竹林女科证治 [M/CD]// 中华医典编委会 . 中华医典 .5 版 . 长沙：湖南电子音像出版社，2013.

[25] 萧埙 . 女科经纶 [M/CD]// 中华医典编委会 . 中华医典 .5 版 . 长沙：湖南电子音像出版社，2013.

[26] 吴谦 . 医宗金鉴 [M/CD]// 中华医典编委会 . 中华医典 .5 版 . 长沙：湖南电子音像出版社，2013.

[27] 沈金鳌 . 妇科玉尺 [M]. 余涛等校注 . 北京：中国中医药出版社，2015.

[28] 陈修园 . 女科要旨 [M/CD]// 中华医典编委会 . 中华医典 .5 版 . 长沙：湖南电子音像出版社，2013.

[29] 王清任 . 医林改错 [M/CD]// 中华医典编委会 . 中华医典 .5 版 . 长沙：湖南电子音像出版社，2013.

[30] 张山雷 . 沈氏女科辑要 [M/CD]// 中华医典编委会 . 中华医典 .5 版 . 长沙：湖南电子音像出版社，2013.

[31] 唐宗海 . 血证论 [M]. 王咪咪，李林主编 . 唐容川医学全书 [M]. 北京：中国中医药出版社，2015.

[32] 张锡纯 . 医学衷中参西录 [M/CD]// 中华医典编委会 . 中华医典 .5 版 . 长沙：湖南电子音像出版社，2013.

[33] 成都中医学院 . 沈绍九医话 [M]. 唐伯渊，杨莹洁整理 . 北京：人民卫生出版社，1975.

[34] 王渭川 . 王渭川妇科治疗经验 [M]. 李友梅整理 . 成都：四川人民出版社，1981.

[35] 苏敬 . 新修本草 [M/CD]// 中华医典编委会 . 中华医典 .5 版 . 长沙：湖南电子音像出版社，2013.

[36] 张机 . 伤寒论 [M/CD]// 中华医典编委会 . 中华医典 .5 版 . 长沙：湖南电子音像出版社，2013.

[37] 滑寿 . 十四经发挥 [M/CD]// 中华医典编委会 . 中华医典 .5 版 . 长沙：湖南电子音像出版社，2013.

《刘敏如女科承传医文集选》后记

《刘敏如女科承传医文集选》(以下简称《承传集选》)系列典籍追寻源流线索，不断改进整理方法，内容取舍难度很大。特别是我和黄玉环共编的《女科医典传承新编》，黄玉环历经八年辛苦，穷尽检索，融汇思考，付出了巨大的努力，将本丛书编写得十分有特色，这是年迈的我难以做到的。我在香港大学－香港东华三院中医药临床教研中心担任顾问中医师十余年，我的弟子邓福霞、陈润球亦跟随我十余年，其中邓福霞在随我临床跟诊的同时还在浸会大学读硕士，毕业后又考入广州中医药大学妇科专业随许丽绵博士研究生指导导师攻读博士学位。许丽绵教授支持她选我的传承课题。陈润球为我的著述提供了大量资料。

除此以外，还有医学科技情报专家刘德齐及时为我提供学术需要的前沿信息，生命科学专家华子昂潜心为我著述中的中医论点、经验方药等选择先进手段进行评估，这些都是我完成本系列著作时不可或缺的助力，它是集众之力在真实世界中不断去完成的。我如今的弟子多数是我的原博士生再拜为师，以及经单位推荐具有主任医师资历的中医人和个别非中医妇科专业但有专长的有识之士。他们至今辅佐在我周围，经我传道授业，与我教学相长，形成了我的学术梯队，多年扎根于基层服务，是《承传集选》的学术实践支撑。我的海外弟子亦十分关心此系列著作的进展，积极助力，添砖加瓦。中医的书籍要完成“传承精华”的使命，需要中医工作者长期的努力，这不是一蹴而就的。本系列书籍的出版肯定有不少纰漏和错误，我与众弟子将不断补缺、纠正、再创。图书出版计划已经启动，我们将努力跟进，争取早日完成，以达到“传承精华，守正创新”的目的。

谨此，在我92岁之际，愿我弟子承精华，振发展！数英才，看今朝！

刘敏如

2024年11月

《女科医典传承新编》
本丛书由成都中医药大学学术著作出版基金资助出版

成都中医药大学简介

成都中医药大学建校于1956年，是新中国最早建立的四所中医药高等院校之一。原名成都中医学院，1995年更名为成都中医药大学。是教育部、四川省人民政府、国家中医药管理局共建高校，国家“双一流”建设高校，国家高等学校学科创新引智基地。

学校是全国首批中医药学博士、硕士学位授权点，首批临床医学（硕士、博士）专业学位试点单位。建校初期为国家培养了新中国第一批中医学、中药学本科毕业生和中医药硕士研究生，培养了新中国第一位中药学博士、第一位中药学博士后和第一位五官科学博士。现有一级学科博士学位授权点4个、一级学科硕士授权点8个。有国家“双一流”建设学科1个，国家重点学科4个，ESI全球排名前1‰学科1个、前1%学科3个。学校建设有国家级一流专业建设点11个，获评首届国家中医临床教学培训示范中心，首批国家级创新创业教育实践基地、省级大众创业万众创新示范基地，省级深化创新创业教育改革示范高校。与50余个国家和地区的大学、医疗单位、科研机构及学术团体建立了交流、合作关系，是接受中国政府奖学金高校之一。开办有中外合作办学机构“基尔健康医学院”，设有“葡萄牙宝德分校”“南非分校”“加拿大分校”等。

学校有中国工程院院士1人，国医大师4人，全国名中医5人，国家级教学名师6人。有全国中医药杰出贡献奖获得者、国家“973计划”项目首席科学家、全国模范教师、“岐黄工程”专家、国家杰出青年科学基金等国家级特聘专家等70余人。入选全国高校黄大年式教师团队2个，全国中医药创新团队3个，全国老中医药专家学术经验继承工作指导老师49人。

学校附属医院（四川省中医院）获评全国示范中医院，是国家区域医疗中心（输出单位）、国家中医药传承创新中心、国家中医药临床研究基地、国家区域（中医）专科诊疗中心、国家中医疫病防治基地，是省级中医内分泌代谢性疾病临床医学研究中心、中医心脑血管疾病临床医学研究中心、中医药循证医学中心。学校现有直属附属医院4所，非直属附属医院9所，直属医院4所，医联体联盟成员单位105所。

2024年12月